人生100年！

食養と節薬で健康長寿

箕浦《Minoura》 將昭《Masaaki》

梓書院

はじめに

私が、福岡市で医療用医薬品販売の会社を起業して、平成三〇（二〇一八）年で五〇年を迎えました。

振り返れば、昭和四三（一九六八）年からの半世紀――。中小企業の経営は、世の中の波にもまれつつ、まさに山あり谷あり。そして、私の人生にも色んな挫折や転機がありました。

これを機に、何か形あるものを世の中に残したい。そんな思いで刊行したのが、この本です。

社史のようで社史ではない

創業五〇年という企業経営の大きな節目に当たって、通常であれば「社史を編む（編纂する）」というのが一般的な会社の記念事業なのでしょう。確かにこの本も、私が二三歳の若さで創業して以来、数々の失敗や取引先とのトラブルなどで変転を繰り広げてきた会社のあゆみをたどっています。

しかし、この本は「会社経営の記録」という意味での通常の「社史」とはいささか趣が違っています。ましてや、オーナー社長の創業の足跡をたどる「一代記」のようなものでもないのです。

一般的に、社史が想定する「読者」は、自分の会社の従業員やそのOB、取引先の企業や関係者がほとんどで、いわば「内輪」向けの本という性格が濃厚です。

これに対し、この本には、私が薬屋稼業を通して一般読者の皆さんに「これだけは伝えたい」と強く思ってきた、外向けのメッセージが込められているからです。

暴露本やハウツー本でもない

この本は、現代の医療現場や薬品業界の問題点、裏話などにも触れています。特に薬品業界については、私が長年携わってきただけに、その良い面も悪い面も熟知しているつもりです。しかし、それらの内情を明け透けにさらけ出して批判するという、いわゆる「暴露本」のようなものではありません。

一方、この本には、「人生一〇〇年時代」の到来を踏まえた健康づくりに関する情報や心構えが、随所に盛り込まれています。

いかにして健康寿命を延ばし、満ち足りた老後を全うして人生の最終ステージを迎えられるか――。これが今、超高齢社会を生き抜かねばならない日本人の多くが直面し、思い悩んでいる宿命の課題でしょう。

と言っても、この本は、どんな健康法を実践すれば「健康寿命」を延ばすことができるか、長寿の秘訣やノウハウを伝授する「ハウツー本」でもないのです。

私の闘病記でもありません

さらにこの本には、私が還暦を過ぎて肺がんになり、手術を経てあれこれと悪戦苦闘した記録も掲載されています。

しかし、この本で私が伝えたいのは、「がんとの闘い方」ではありません。その意味で、この本は巷にたくさん出回っている「がん闘病記」でもないのです。

◇　◇

では、一体、この本の正体とは何か？

ひとことで説明するのは難しいのですが、この半世紀、私が薬屋稼業を通してたどりついた「気づき」と「懺悔」の書と申し上げたら、少しは理解していただけるでしょうか。

私は、五〇年間、医療用の薬を販売しながら、一方で「薬は毒だ！」と考え続けて来ました。もちろん、適量を正しい期間、正当な飲み方で服用すれば、薬は期待された効能を発揮します。しかし、化学成分を抽出した新薬には、本来、人間の体に対するある種の毒性や副作用が備わっています。使い方を誤れば「毒」にもなるということです。

数十万年をかけてできた現生人類の体は、たかだか明治以降の百数十年で生み出された化学合成の新薬を、完全に分解・吸収できるようにはできていないのです。

しかし、薬屋が「薬は毒だ」と言って売らなかったら商売になりません。ここに私の大きな悩みとジレンマがありました。

そこへ一筋の光明をもたらしてくれたのは、日本の伝統的な食の文化である「食養（食養生）」との出会いです。私が「懺悔」の強い気持ちもあって、どうやってその道にのめり込んで行ったのか、またそれをどのように企業経営に結びつけて行ったのかについては、おいおい本編の中でお話し致しましょう。

一方、還暦を過ぎて肺がんが見つかったことは、私に新しい人生の哲学や死生観を与えてくれました。

人は最大の窮地に追い込まれることによって、初めて人生の重さをかみしめ、生かされていることの有り難さを知る――。わたしの場合もご多分にもれず、この病気がさまざまな「気づき」をもたらしてくれたのです。

以上のような曲折を経て、私がたどりついたのは「真の健康とは、自分が自立的に生きることから始まる」という極めてシンプルな考え方でした。この本には、そこに至るまでの失敗の積み重ねや、迷いと試行錯誤、私が進むべき道を照らしてくれた「人生の師」と呼ぶべき達人たちとの出会いの数々が綴られています。

読者のみなさんが「人生一〇〇年」時代の満ち足りた老後を生きるために、この本がいくらかでもお役に立つことができたら、私にとってそれ以上の喜びはありません。

平成三〇年九月吉日

箕浦　將昭

人生一〇〇年！　食養と節薬で健康長寿＊目次

目次

はじめに　1

第一章　人生一〇〇年時代と健康寿命……13

（一）創業半世紀、社会の激変　14

（二）少子化が家族を変えた　20

（三）「長生き」はしたけれど　27

（四）ハイパー高齢社会を生きる　36

第二章　薬屋の「懺悔」と転機……41

（一）食養生は命のもと　42

（二）創業後の道のり　46
（三）薬屋人生の岐路に　51
（四）「食養」との出会い　65

第三章　自然治癒力を高める

第三章　自然治癒力を高める……77
（一）微量元素の大きな役割　78
（二）毛髪で過不足チェック　84
（三）腸内環境と土づくり　87
（四）薬と食品添加物　93

第四章　私流・がんとの暮らし方……97
（一）還暦超えて試練のとき　98
（二）三七万人が毎年死んでいる　104
（三）抗がん剤を断って　108
（四）玄米がつなぐ「食養の師」　112
第五章　病気はチャンスだ！……121
（一）がんがくれた気づき　122
（二）倫理の道に導かれて　128
（三）「四つの健康」の理念　135
（四）私が出会った人生の師　140

第六章　次世代に託す思い……145
（一）食育が未来を救う　146
（二）五〇年目の企業理念　154
（三）三つの「命題」を掲げ　160
（四）夢は「医・薬・患」の連携　164
むすびにかえて　171

第一章

●人生一〇〇年時代と健康寿命

（一）　創業半世紀、社会の激変

私が兄の会社の手伝いから独立し、福岡市で医療用医薬品卸売業の会社を起ち上げたのは昭和四三（一九六八）年二月。その後、健康食品の企画製造販売と調剤薬局の会社も設立し、グループ企業は三社になりました。

平成三〇（二〇一八）年で創業五〇周年を迎えたわけですが、この半世紀で世の中は大きく様変わりしました。

国内外の政治や経済はもちろん、国民の暮らしや夫婦と家族のあり方まで……。実は、この本の主題である医療と薬、食事と健康などの問題は、これら社会のさまざまな変化と無関係ではありません。

本題に触れる前に、昭和から平成に至る急激な変化の諸相を、駆け足でたどることから始めたいと思います。

◎戦後日本の「転換点」

今から五〇年前の昭和四三年は、日本のＧＮＰ（国民総生産）が西ドイツを抜いて自由主義世界で第二位となった年です。

五月には十勝沖地震があり、七月の参院選では石原慎太郎や青島幸男らいわゆるタレント議員が続々と誕生しました。

十二月には東京・府中市で白バイ警官に変装した男が現金輸送車から三億円を奪う事件（三億円事件）が発生。同月、米宇宙船アポロ８号が月の周回に成功し、人類は初めて月の裏側を目の当たりにしました。月面から昇ってくる「地球の出」の衝撃的映像を、覚えておられる方も多いでしょう。

この年の大卒平均初任給は、三万二〇四七円。国内初のレトルトカレーやコーンを使ったスナック菓子、大豆タンパク食品、冷凍ライスなどが次々と商品化され、私たちの食生活を大きく変えるきっかけとなりました。

暮らしと健康に直結する問題としては、戦後最大の食品公害となったカネミ油症の発生やイタイイタイ病訴訟など、経済急成長の「負の遺産」が表面化した時期でもあります。

医療の分野では、子供や婦人のがん多発が問題化し、わが国初の心臓移植が行われて賛否両論が沸騰した年でした。

こうして見てくると、私が創業したころは、地球が昔よりずっと狭くなり、世界が本格的な宇宙開発競争に突入した時代だったといえます。

国内では各地で公害多発など高度成長の影の部分が顕在化し、大量生産・大量消費、インスタント化の大波が私たちの暮らしや食卓にも波及し始めた時期でした。急成長を遂げた戦後日本の資本主義社会が、成長のピークに向かい、私たちが歴史の転換点を通過しつつあったことが分かります。

インスタント食品　戦後の即席食品の歴史は、昭和三三（一九五八）年に日清食品の安藤百福が開発した「チキンラーメン」から本格的に始まった。熱湯をかけて二分後には食べられるという簡便さで大ヒット。即席麺業界にはこのあと、明星食品や東洋水産、サンヨー食品などが相次いで参入し、戦国時代に突入した。また、この年は、渡辺製菓が無果汁の「粉末ジュースの素」を発売し、粉末ブームに火をつけた年でもある。それから十年後の昭和四三（一九六八）年には、大塚食品工業がお湯に入れて温めればすぐに食べられる「ボンカレー」を発売。当時、一食八〇円という手軽さもあって、レトルト食品ブームの元祖となった。平成元年までに、四三億食が製造販売されたという。

食品公害事件　戦後、加工食品の製造工程で有害物質が混入し、消費者が健康被害を生じる事件が起こり「食品公害」と呼ばれるようになった。その代表的な事例は、昭和三〇（一九五五）年、西日本地域を中心に発生した「森永ヒ素ミルク事件」。森永乳業徳島工場で製造された粉ミルクの製造工程に微量のヒ素が混入し、約一三〇人の乳児が死亡、一万人を超す被害者が発生した。また、昭和四三（一九六八）年秋には、福岡、長崎を中心に「カネミ油症事件」が発生。カネミ倉庫北九州工場で製造した米糠《ぬか》油「カネミライスオイル」の脱臭工程で使用された有毒物質ＰＣＢ（ポリ塩化ビフェニール）が、製品の油に混入。この油を摂取してカネミ油症と認定された患者は、約二〇〇〇人にものぼった。女性の患者からは、皮膚に色素が沈着した「黒い赤ちゃん」が生まれ、社会に衝撃を与えた。

◎未曾有の人口減少社会に

その後、オイルショックや低成長時代、バブル景気とその破綻などの曲折を経て、既に半世紀――。この間の日本の足取りを振り返ってみると、最も大きな構造的変化は「人口減少社会」に突入したことでしょう。

平成二七（二〇一五）年に実施された国勢調査の結果は、政府や自治体関係者らに大きな衝撃を与えました。

日本の人口の推移

〇日本の人口は近年横ばいであり、人口減少局面を迎えている。2060 年には総人口が 9000 万人を割り込み、高齢化率は 40%近い水準になると推計されている。

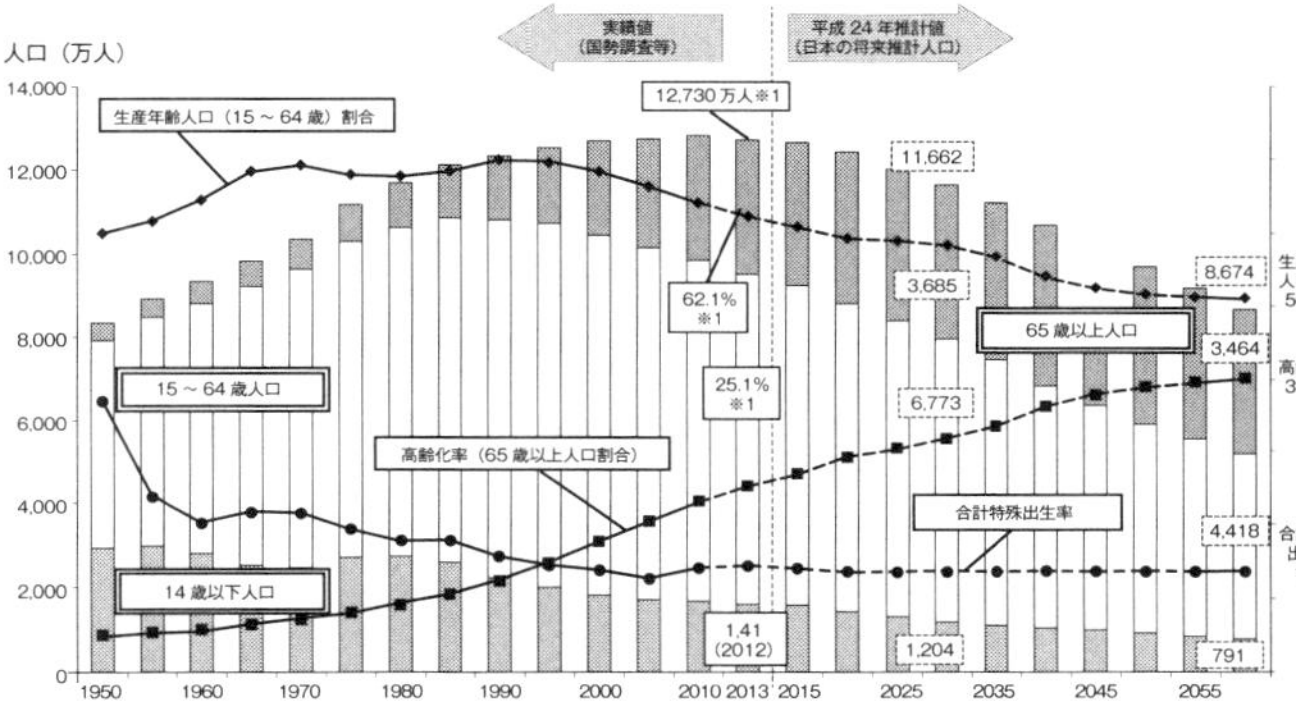

（出所）　総務省「国勢調査」及び「人口推計」、国立社会保障・人口問題研究所「日本の将来推計人口（平成24年1月推計）：出生中位・死亡中位推計」（各年10月1日現在人口
厚生労働省「人口動態統計」

※1　出典：平成25年度　総務省「人口推計」（2010年国勢調査においては、人口12,806万人、生産年齢人口割合63.8%、高齢化率23.0%）

この調査による日本の人口は、一億二六八八万人余。前回調査よりマイナス〇・〇七七ポイントと、わずかではありますが減少に転じたからです。このころを境に、日本は第二次大戦直後を除き、初めて人口減少社会に足を踏み入れたことが明らかになってきました。

同じころ、日本創成会議（大学教授や企業経営者らによる民間組織、座長は増田寛也・東大大学院客員教授）が、「二〇四〇年までに全国約一八〇〇市町村の半数に当たる八九六市町村が、人口減で消滅する」というセンセーショナルなレポートを発表。賛否の大激論を巻き起こしたことも、皆さんのご記憶にあるでしょう。

（二）少子化が家族を変えた

ところで、私が創業した昭和四〇年代前半は、いわゆる第二次ベビーブームの最中で、これが四〇年代後半まで続きました。しかし、その後は新生児の出生数が減少の一途をたどります。

背景には、核家族化の急激な進行と共働き所帯の増加、結婚適齢期世代の晩婚化など、さまざまな社会的要因が指摘されています。パートやアルバイト、契約社員など非正規労働者の増加による所得格差の拡大や若年貧困層（ワーキングプア）の増大も、大きく影響しているでしょう。

さらに、若い世代の生活習慣の乱れが少子化に追い撃ちをかけています。連夜の夜更かしと睡眠不足、「依存症」ともいえるゲームやスマホ中毒、運動不足や持続するストレスが、若者たちの生殖機能を痛めつけ、受胎率を低下させます。そして乱れた食生活が心と体の正常な働きをさらに低下させ、子どもをつくりにくい若者が増え続けているのです。

この少子化の大波は、当然、日本の家族のあり方をも大きく変えてきました。二世代、三世代が同居する大家族は、今や希少な存在。夫婦と子供二人という「標準家庭」も既に標準ではなくなり、一人っ子家庭やシングルマザー、生涯結婚しない(あるいは離婚・老後の死別などによる)単身世帯の拡大などが進んできました。

国立社会保障・人口問題研究所の「家族累計別世帯割合の変化」によりますと、昭和五五(一九八〇)年には「単身」世帯の割合が約二〇%、「夫婦と子ども」世帯が約四二%でした。

しかし、平成二二(二〇一〇)年には逆転して「単身」が三〇%を突破。単身世帯が家族の類型別で最多となり、二〇四〇年には約四〇%にも達すると予想されています。

日本の家庭の四割が「おひとりさま」という時代が、すぐそこまで迫っているのです。

増え続ける高齢単身世帯　平成二七年国勢調査によると、高齢単身者（六五歳以上）は約三〇三万人で、平成七年調査に比べ約八三万人、三七・七％も増加した。六五歳以上人口に占める高齢単身者の比率も、この二〇年間で一二・一％から一三・八％へと拡大している。男女別に見ると、六五歳以上の男性の八・〇％、女性の一七・九％が単身者で、女性の五・六人に一人は単身者だった。高齢単身者の比率が最も高い県は鹿児島県で、二二・〇％。次いで東京都二〇・三％、大阪府一九・四％となっており、大都市圏でも高齢単身者の増加が進んでいる。

◎団塊世代が後期高齢者に

一方、六五歳以上の高齢者が増大し、これから先長く、国や自治体の財政に占める働き手世代の負担が重くなって行きます。

かつて「二〇〇七年問題」というのが話題になっていたことを、ご記憶でしょうか。

二〇〇七年から、戦後の第一次ベビーブームで誕生した団塊の世代（一九四七～一九四九年に生まれた八百万人以上の人たち）が、次々に定年を迎えて大量退職が発生。労働力の大幅な減少、技術・知識の継承の断絶、巨額の退職金支払いによる企業の負担増、退職後の預貯金取り崩しによる貯蓄率低下――など、深刻な社会問題を引き起こすと心配されていたのです。

このときは、逆に団塊世代の大量退職で、就職氷河期に正規の職に就けなかった非正規雇用労働者の受け皿ができるという楽観的な見方もありました。また、多くの企業は定年延長や定年後再雇用の拡大などで、この危機を何とか乗り切ったのです。

しかし、次なる二〇二〇年には、団塊世代がいよいよ後期高齢者（七五歳以上）の仲間入りを始めます。高齢化率も遂に三〇％を突破。年間の死亡者数が、出生数の二倍（一五〇万人台）に達する時代が到来します。いわゆる「二〇二〇年問題」です。

しかも、この問題は、企業の人材不足などにとどまらず、独居老人の増大や空き家問題の全国的拡大、「介護難民」の大量発生といった重大な社会不安を引き起こします。

二〇二〇年は、東京オリンピック開催が予定される年。しかし、伸び盛りの青年のような活気に満ちていた前回の東京五輪当時（昭和三九年）と比べると、日本の社会は既に成熟期から老年期に向かって急速に突き進んでいるのです。

後期高齢者医療制度（長寿医療制度）　平成二〇年四月に「老人保健制度」が廃止され、高齢者の医療の確保に関する法律に基づいて始まった制度。七五歳以上（または六五～七五歳で一定の障害がある高齢者）が対象で、七五歳の誕生日とともに、それまで加入していた国民健康保険や被用者保険から移行する。市町村が設置する後期高齢者医療広域連合が保険者となって、財政運営や事務処理を行う。今後、高齢者医療費が増大すると、税金や現役世代の負担割合が低下し、高齢者の保険料が上がるのではないかと懸念されている。

「介護難民」 介護が必要な高齢者や障害者のうち、家庭や病院、施設等で介護が受けられない人たちのこと。厚生労働省によると、二〇一二年には約五五〇万人だったが、二〇二五年には約七〇〇万人に増大すると予想されている。介護職員の圧倒的な不足が背景にあり、低賃金による離職率の高さも指摘されている。

◎「二〇四〇年問題」の衝撃

平成の世の終焉が迫った今、二〇二〇年はもう目の前ですが、問題はそのあとも一層深刻化していきます。

すべての団塊の世代が二〇二五年までに後期高齢者になり、次なる「二〇二五年問題」が現実化します。

そのときまでの十年間で日本の人口は七百万人減り、一五〜六四歳の生産年齢人口は七〇〇〇万人にまで落ち込みます。逆に、六五歳以上の高齢者は三五〇〇万人を突破。国民の三人に一人が六五歳以上、五人に一人は七五歳以上という、人類がいまだ経験したことがない「ハイパー高齢社会」が到来します。

そして私たちは、これら団塊世代の多くが要介護者や寝たきりになるという、極めて厳しい現実を目の当たりにするでしょう。しかもそれは、超高齢社会がピークを迎え、人口の四割近くが六五歳以上になる二〇四〇年代まで続きます。

そのとき、日本の総人口は約一億一〇九一万人（国立社会保障・人口問題研究所による『二〇四〇年』の推計）。働き手世代は現在よりも一七〇〇万人以上減り、税収が激減して福祉や教育など市町村の行政サービスにも限界が来ると考えられています。これが、衝撃の「二〇四〇年問題」です。

(三)「長生き」はしたけれど

さて、長々と人口問題についてお話してきたのは、これから起こるであろう社会の急激な変化を見据えた上で、本章のテーマである「健康寿命」の問題に真正面から向き合っていただくためです。

直近の調査では、日本人の平均寿命は、男性八一・〇九歳、女性八七・二六歳(平成三〇年に発表された厚生労働省調査)で、国際比較では世界第二位です。

戦国武将の織田信長は、戦に望んで「人間五十年、化天《げてん》のうちを比ぶれば……」と謡いつつ敦盛(幸若舞)を舞った(信長公記)そうですが、江戸時代までの実際の平均寿命は三〇~四〇歳前後であったといわれています。

では戦後、日本人の平均寿命はどう推移してきたのでしょうか。

厚生労働省の調査によると、戦後間もない昭和二五(一九五〇)年の平均寿命は男性五八・〇歳、女性六一・五歳。私が創業した直後の昭和四五（一九七〇）年には、男性六九・三一歳、女性七四・六六歳でした。それ以後のほぼ半世紀で、男性は十一歳以上、女性は十二歳以上も寿命が伸びたことが分かります。

十数年ほど前まで、毎年「敬老の日」になると、地元紙のローカル面に「百歳を迎えたお年寄り一覧表」というのが掲載されていました。当時はまだ珍しかった百歳突破者のお名前を掲載し、ご長寿をお祝いするという趣旨だったのでしょう。このころは自治体も、長寿者に金杯・銀杯や金一封を贈る慣わしがありました。

中国唐代の詩人・杜甫が、詩の中に「人生七十、古来稀《まれ》なり」と詠んだことが古希（稀）の由来になったそうですが、十数年前には「百寿（紀寿）」が稀な存在だったのです。

その「百歳名簿」がいつの間にか新聞から姿を消したのは、あまりに該当者が多くなり、紙面に収容し切れなくなったからだそうです。これと並行するように、自治体の「お祝い」も徐々に縮小されて行きました。

そして今や、「人生一〇〇年時代」が現実のものになりつつあります。

◎「人生一〇〇年」構想の時代を生きる

政府は平成二九（二〇一七）年九月、「人生一〇〇年時代構想推進室」を設置し、有識者による「人生一〇〇年時代構想会議」が動き出しました。翌年六月には、同構想会議が「人づくり革命基本構想」なるものを発表しています。

その内容は、幼児・高等教育の無償化や大学改革などが中心ですが、「高齢者雇用の促進」という項目もあります。「六五歳以上を一律に高齢者と見るのは、もはや現実的ではない」と宣言し、年齢にかかわらず可能な限り働ける環境づくりを進めようという計画です。

人づくり革命基本構想　安倍政権が平成二九年一二月、「新しい経済政策パッケージ」の一つとして「生産性革命」とともに打ち出した構想。①幼児教育の無償化

②待機児童の解消　③高等教育の無償化　④介護人材の処遇改善など九つの項目で構成。少子高齢化という「最大の壁」に立ち向かうため、生産性革命と人づくり革命を車の両輪として二〇二〇年に向けて取り組んでいくことを宣言。若者もお年寄りも、女性も男性も、誰もが生きがいを感じ、能力を発揮できる「一億総活躍社会」の創出をうたっている。

戦後経済が成長軌道に乗り始めた昭和三一（一九五六）年、経済企画庁は経済白書の中で「もはや戦後ではない」というキャッチフレーズを掲げました。これと「人づくり革命――」は、どこかニュアンスが似ていると思いませんか。

この昭和三一年は神武景気が幕を開けた年で、前年には国民一人当たりのGNP（実質国民総生産）が戦前の水準を超えました。もはや焼け跡からの復興にモタモタしているときではなく「高度成長に向けてまっしぐらだ」という、政府の鼻息の荒さと企業戦士たちを鼓舞する進軍ラッパが聴こえてきそうです。

「人生一〇〇年時代構想」は、高齢者がいつまでも働けるよう政府が働き方改革を進めますという、一見ありがたい政策に思えます。確かに、その恩恵を受ける人たちもたくさんいることでしょう。

しかしその裏に、「高齢者は、いつまでも政府のお荷物になっていてはいけません」「働ける人はとことん働いてもらい、税金もしっかり収めてもらいますよ」という、政府の本音（？）を感じ取ってしまうのは私だけでしょうか。

◎破綻寸前、国家の台所

実は、政府がこのような「働き方改革」を推進し始めた背景の一つには、破綻寸前に陥った国家財政の実態があります。

みなさんは、国家予算がどれぐらいの規模か、ご存知でしょうか。平成三〇年度予算（一般会計）は、約九七兆七一二八億円。歳入のうち税収は五九兆円余で、三三兆六九九二億円を新規国債の発行（新たな借金）に頼っています。つまり、年間五九兆円しか稼ぐ能力がないのに、三三兆円以上の借金をして九七兆円の暮らしをしているという、借金まみれの火の車所帯なのです。

その借金も、平成二九年度末には一〇八八兆円に迫り、国民一人当たり約八六〇万円にも膨れ上がっているというのですが、色んな数字が一人歩きしていて実際のところはよくわかりません。

ただ、政府が赤字国債発行に依存し続けてきた四〇数年の間に、わが国GDP（国内総生産）の約二倍もの借金を積み上げてしまったのは疑いないところです。

赤字国債（特例国債） 政府は公共事業を推進するために国会の議決を経た範囲内で「建設国債」を発行できるが、それでもなお財源が不足する場合、特例法に基づいて「特例国債」を発行することができる。これが一般に「赤字国債」と呼ばれている。東京五輪直後の昭和四〇（一九六五）年度に発行を一年限りで認める特例公債法が制定され、戦後初の赤字国債が発行された。その後、昭和五〇年度からは景気が良かった一時期を除いてほぼ毎年発行している。平成二五（二〇一三）年に黒田東彦・日本銀行総裁が「異次元金融緩和」政策を打ち出し、日銀による国債買い受けが始まってからは、政府が発行した国債を実質的に日銀が買い支えるという「禁じ手」が常態化した。

◎一兆円の軽さと重さ

しかし、国民は一〇〇〇兆円などという数字を示されてもピンと来ませんよね。私の知人の新聞記者は、国家財政について講演をするとき、まず聴講者に「一兆円クイズ」というのをやるのだそうです。

【問い】あなたに毎日、一〇〇万円のお小遣いを差し上げましょう。ただし、毎日使い切ってください。預貯金は不可です。さて、あなたは毎日一〇〇万円を使い続けて、一兆円を使い切るのに何年かかるでしょうか？

このクイズを出すと、聴講者はみな「どうやって毎日一〇〇万円を使おうか」と頭を悩ませるそうです。

このクイズの答えは、何と約二七三九年――。つまり、イエス・キリストが生まれる七〇〇年以上も前、日本でいえば縄文時代の終わりごろに毎日一〇〇万円ずつ使い始め、現在に至ってようやく使い切るという計算です。

何しろ、一兆円というお金は、札束にして積み上げると富士山の高さの二・五倍以上にも匹敵する途方もない巨額なのですから……。

◎急膨張する社会保障費

一兆円クイズで、一〇〇〇兆円を超す国の借金の宇宙的巨大さにご理解をいただいたところで、話を国家予算に戻しましょう。

国の予算を歳出面で見ると、最も金額が大きいのが社会保障費（平成三〇年度・約三二兆九七三二億円）で、二番目は国債費（同二三兆三〇二〇億円）です。

つまり、福祉や医療などにかかるお金と借金の返済が、国の予算の六割近くを占めているのです。しかも、この社会保障費が年々膨張の一途をたどり、国家財政を圧迫し続けています。

年金、医療、福祉・介護など、社会保障給付費全体は、国や地方自治体の予算（税収）のほか、年金や医療、介護などの社会保険料で賄われています。その総額は、国の一般会計予算をはるかに上回る約一二一兆円（平成三〇年度）です。

この額は、半世紀前、私が薬の卸売業を始めた頃に比べて三〇数倍にも増大し、政府の推計では二〇四〇年度に約一九〇兆円に迫ると予想されています。団塊の世代が後期高齢者の仲間入りをするにつれ、医療や介護の費用が膨らみ続けて行くからです。

政府が、躍起になって働き方改革を推し進め、「六五歳以上を一律に高齢者と見るのは、もはや現実的ではない」というキャンペーンに乗り出した理由が、お分かりいただけたでしょうか。

介護保険料　介護保険制度の総費用は、制度開始時（平成一二年度）は三・六兆円だったが、十年後には早くも八兆円を突破し、二倍以上になった。お年寄り自身の負担も増え続けており、六五歳以上が支払う介護保険料の全国平均額は、制度開始時二九一一円だったが、平成三〇年度は五八六九円に倍増した。

（四）ハイパー高齢社会を生きる

ここでもう一度、平均寿命と健康寿命の話に戻りましょう。

これから先、先進医療の発達で、平均寿命はさらに伸び続けると思います。ｉＰＳ細胞（人工多能性幹細胞）の開発による再生医療や創薬技術の急速な進歩、人類最大の敵だったがん治療の飛躍的な発展などを考えると、その思いを一層強くします。

まさに「人生一〇〇年」が、現実のものになりつつあるのです。

ただし、長く生きられるからといって、確かな生きがいをもって、健康に人生を全うできるとは限りません。

最終ステージまで自分らしく生きるために、「健康寿命」をいかに伸ばすか――。

それこそが、「ハイパー高齢社会」を生き抜かねばならない私たちの究極の目標でしょう。

◎「健康寿命」のお手本

平成三〇年は、伊能忠敬《いのうただたか》（一七四五～一八一八）の没後二〇〇周年でした。

忠敬は、上総国（現在の千葉県）の人。幼い頃はイワシ漁の漁具納屋の番人をし、不幸な少年期を過ごしたといわれます。しかし、下総国佐原村（現在の香取市佐原）の酒造家「伊能家」の婿養子になって、俄然、経営能力を発揮。伊能家を再興し、村の治水事業などにも活躍して名主になりました。

しかし、忠敬が真の本領を発揮したのは、隠居したあとの五〇歳から。江戸に出て幕府天文方の高橋至時に天文暦学を学び、悲願であった子午線一度の距離を測定するために幕府に願い出て蝦夷地測量に向かいました。

歩測で測量を行ったため推歩《すいほ》先生と呼ばれた忠敬が、その後、十次にわたって全国を測量し、「大日本沿海輿地全図」を完成させたことは、みなさんもご存知でしょう。この地図は、明治に入ってからも長い間、その精度の高さで欧米列強各国を驚嘆させ続けたのです。

◎推歩先生に続け！

忠敬が死去したのは、文化一五（一八一八）年。七四歳で亡くなるまで、何と地球一周に相当する四〇〇〇〇キロを歩き通したといわれます。

実は忠敬が、若いころから病弱で慢性気管支炎を患い、鶏卵や鶏肉による食餌療法をしていたことは、あまり知られていないかもしれません。

いずれにせよ、五〇歳になってからのほぼ四半世紀、第二の人生を全うして偉業を達成した忠敬は、私たちが目指す「健康寿命」の最大のお手本ではないでしょうか。

現代に暮らす私たちは、二〇〇年前には想像もつかなかった高度な医療や多種多様な医薬品、各種の健康法や医療に関する膨大な情報などに囲まれています。

これらをうまく活用すれば、推歩先生に負けない、満ち足りた後半生を歩んで行くことができるはず——。私はそのように、確信しているのです。

平均寿命と健康寿命の乖離　平成二九年七月に厚生労働省が公表した「二〇一六簡易生命表」によると、日本人の平均寿命は男性八〇・九八歳、女性八七・一四歳。同じく厚生労働省の調査によると、平均寿命と、「健康上に問題なく日常生活が送れる期間」とされる健康寿命との間には、男性で約九年、女性では約一三年もの乖離があるという。これらは統計上の数値ではあるが、仮に八五歳まで生きるとすると、多くの人が一〇年近くは寝たきりか重度の要介護などになりかねないという計算。政府が掲げる通り「人生一〇〇年」時代を生きるとすると、健康寿命を大きく伸ばさない限り、さらに過酷な事態が待ち受ける。

第二章 ● 薬屋の「懺悔」と転機

(一) 食養生は命のもと

私の会社がある福岡が生んだ江戸時代の高名な儒学者・貝原益軒(一六三〇〜一七一四)の名前は、みなさんもご存知だと思います。益軒先生は、大著「養生訓」(一七一三年・全八巻)を著したことで、よく知られています。

ところが、「接して泄《も》らさず」というフレーズが独り歩きし、この本を閨房術のガイドブックみたいなものと勘違いしている人がよくいます。実際は、命の尊さへの畏敬の念に始まり、人生の楽しみ方、病の本質と自然治癒力の偉大さ、食養生や医薬の使い方、メンタルヘルスの大切さなど、人の生き方全般に及ぶ指南書なのです。

益軒八四年の生涯の最晩年に世に出た「養生訓」は、自分の経験に基づく生き方の規範、いわば人生哲学を集大成した書であり、健康づくりのハウツー本のようなものでもありません。その養生訓の中に、こんな一節があります。

薬は皆、偏性《へんしょう》（＝かたよった性質）ある物なれば、其病に応ぜざれば、必ず毒となる。此故に、一切の病に、みだりに薬を服すべからず。病の災《わざわい》より薬の災多し。薬を用いずして、養生を慎みてよくせば、薬の害なくして癒《いえ》やすかるべし＝巻第七「用薬」

薬屋にとって、「薬は毒だ！」と断言されてしまうのは致命的ですね。しかし、益軒先生が言わんとしているのは、無防備に薬に頼る薬漬けの弊害で、「正しい薬を、ほどほどに使いなさい」ということだと思います。

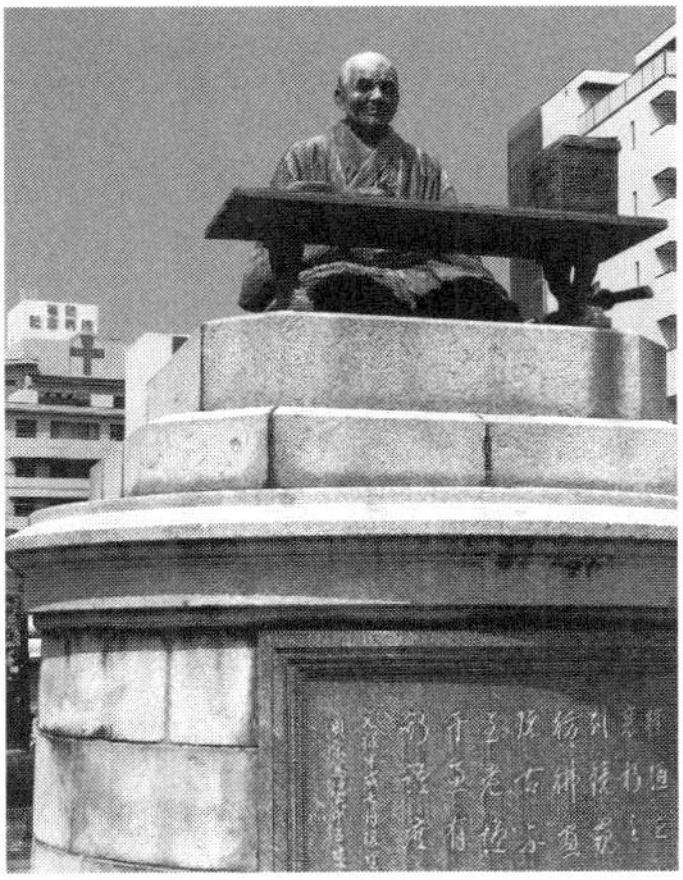
貝原益軒の墓所の隣にある銅像（福岡市中央区今川２丁目の金龍寺境内）

病院で、あれこれ山のように薬をもらい、薬を飲むだけで満腹してしまうなんて笑い話もありますが、これは現代人にも通じる戒めです。

貝原益軒　江戸時代初期の寛永七（一六三〇）年、筑前黒田藩の下級武士の家に生まれた。十九歳で黒田家に仕官したが免職となり、七年間の浪人生活を送った。江戸に出て医者を志し、苦労を重ねた末、学識が認められて復職。七一歳で辞去するまで黒田藩士兼学者の身を通した。郷土史家としての評価を高めた「筑前国続風土記」の編纂や博物学の大著「大和本草」など、博識でマルチな学才を発揮。八〇歳を超えて、「養生訓」のほかにも「楽訓」「和俗童子訓」などを書いた。有名な愛妻家で、本名は篤信。はじめ損軒と号し、のちに益軒とした。現在の福岡市中央区荒戸一丁目に屋敷があった。

◎益軒先生の教え

さてもう一つ、養生訓の一節から――。

元気は生命の本也《もと》。飲食は生命の養也《やしない》。此故に、飲食の養は人生日用専一の補い《おぎな》にて、半日も欠きがたし。然れども、飲食は人の大欲にして、口腹の好む処《ところ》也。其このめるにまかせ、ほしゐまゝにすれば、節に過《すぎ》て脾胃《ひい》（＝内臓）をやぶり、諸病を生じ、命を失なふ＝巻第三「飲食」

ここでは、「元気や命をつくる根幹は飲食で、食養生が大切である」「しかし、飲食することは人間本来の強い欲求なので、欲にまかせて大食をすると病気になって命を落とす」と警告しています。健康維持のために食養生の重要性を説き、食欲を自制して「ほどほどに食べることが肝心」と教えているのです。

今から二〇〇年も前に薬害の恐ろしさを説き、暮らしと健康の根っこに「食養生」を据えた益軒の思想は、薬屋の私がいま読んでみても強い説得力があります。

しかし、私が、それらの本当の大切さに気づいたのは、薬の卸売業を始めてかなり経ったころ――。「現代の益軒」を彷彿とさせる、ある医師との出会いがきっかけでした。

（二）創業後の道のり

高校卒業間際の十代のころ。昭和三十年代後半から、私は一番上の兄が経営する医薬品卸売業の手伝いをしていました。優秀な社員が大量に辞めて、とにかく人手が足りないので来てくれというわけです。

当時は、昭和三六（一九六一）年に制定されたばかりの国民皆保険制度（国民健康保険法＝新国保法）の後押しで、商品さえあれば売れていた時代。薬品業界はまさに行け行けドンドンで、私は配達に営業にと、コマネズミのように働きました。

取り扱っていたのは、特許が切れた今でいうジェネリック医薬品です。

私はまだ学生で、右も左もわからないのに、いきなり「営業に行け」といわれたのです。地域の開業医を一軒一軒回り、「うちの薬は安くてお年寄りの負担が少ないので、是非使ってみてください」「患者さんにもお医者さんにもメリットがあります」というセールス文句でＰＲして歩きました。

しかし、どこの馬の骨ともわからない若者が売りに来る知らないメーカーの薬など、すぐに採用されるはずもありません。それでも粘りと誠意で通い続け、初めて注文をいただいたときの喜びは今も忘れられません。やがて営業の仕事が身につき、どんどん面白くなっていきました。

国民皆保険制度　日本で国民健康保険法（旧国保法）が制定されたのは昭和一三（一九三八）年。それ以前にも炭鉱労働者など一部の特定労働者を対象にした制度はあったが、国民全体をカバーする医療保険制度ができたのはこの時が最初。特に、医療費の支払いに困窮する地方の農家救済を大きな目的としていた。農家の医療費負担を軽減することで農村経済を安定させ、農村からの兵力供給を確保するという軍事的な狙いもあったという。戦後は戦災の影響で国民健康保険組合の財政状態が悪化し、保険料の滞納が続発。制度立て直しを目指す鳩山一郎内閣は昭和三一年「全国民を包含する総合的な医療保障を達成する」というスローガンを掲げた。同三六（一九六一）年に国民健康保険法（新国保法）が制定され、国民皆保険制度がスタートした。

その後、薬剤師をしていた妻・愛子と巡り合って、昭和四二（一九六七）年に結婚しました。

当時、私は兄の会社の出張所を開設するために長崎市に派遣されていて、坂の街・長崎で新婚生活が始まりました。

同四二年に兄の会社を辞めて翌年独立し、福岡市東区名島で医療用医薬品卸売業の会社「日本医薬品九州販売所」を開業しました。ひとに指図されて将棋の駒のようにあっちへ行け、こっちへ行けと働かされるより、きちんと足場を確立し、自分自身の力量で商売をしたいと思ったのです。

ジェネリック医薬品（後発医薬品）　日本ジェネリック製薬協会のホームページによると、新薬（先発医薬品）と同じ有効成分を使っており、品質、効き目、安全性が同等な医療用医薬品。厳しい試験に合格し、厚生労働大臣の承認を受け、国の基準、法律に基づいて製造・販売されている。新薬の特許期間が過ぎると、その権利は「国民共有の財産」となり、他の製薬会社が同じ有効成分を使った薬を製造・販売できるようになる。製品によっては、服用しやすいよう大きさや味、香りなどを改良した薬品もある。新薬に比べて開発費が少ないため、低価格に抑えられている。

◎「取引停止」のショック

福岡を選んだのは、兄の会社が手をつけていない未開拓の土地だったからです。親戚も知人も誰一人いない街で、病院や診療所の看板を見つけては飛び込み営業をする日々が続きました。

そして、開業して十年ほどが経ったころ。営業部員も三十人以上になって順風満帆に見えた経営に、大きな試練のときが来ました。

取引先の製薬メーカーのうち、九割近くを仕入れていた会社から、「取引停止」の仕打ちを受けたのです。このメーカーが株式を上場する際、私の持ち株を額面価格で返すよう求められ、それを「筋が通らない」ときっぱり断ったのがきっかけです。

若気の至りで、売られたケンカに真っ向から反発したものの、すぐさま商品が底をつきました。物を流通させる商売なのに、メーカーの出荷停止を受けたら商社は一巻の終わりです。この危機を乗り切るため、社員と家族が一丸となって他のメーカーからの商品確保に奔走しました。

ところが、きのうまでAという薬を長年売ってきたのに、きょうは同じ薬効でも別のメーカーから仕入れたBという薬を売り込むわけですからね。これまで扱ったことがない新しい商品を売って回り、まるで一から再スタートするような心境でした。

こうして、どうにか危機は乗り切りましたが、採算が悪化し、従業員を減らして経営を縮小せざるを得なくなりました。

(三) 薬屋人生の岐路に

この「取引停止」事件に懲りて、メーカーに依存し切った経営のあり方に先行きの限界を痛感しました。そして、これを機に「何か新しいことを始めたい」との思いが、私たち夫婦の中で膨らみはじめていました。

妻は薬学部の学生時代、教授が「薬は人に飲ませるもので、自分が飲むものではない」と話していたことが強く印象に残っていたそうです。このため夫婦ともども、慢性的に飲む薬が売れることに「他人の不幸は蜜の味」とでもいうような、いささか後ろめたい気持ちで商売を続けていました。

その罪滅ぼしというわけではありませんが、人が病気にならない方法は何だろうという根源的な問題を考え始めました。自分たちが薬屋なのに、薬をなるべく使わないで健康を維持できる方法はないのかという、逆説的な問題に向き合ったのです。

そう言えば、福岡が生んだ江戸期の儒者・貝原益軒先生も、「養生訓」の中で同じことを言っていましたよね。もちろん病気を治すのに薬は必要ですが、「一切の病に、みだりに薬を服すべからず。病の災《わざわい》より薬の災多し」というわけです。

◎野菜の力の源は？

手始めに、わが家の食卓を徹底的に見直すことから着手しました。まじまじと観察してみると、圧倒的に野菜が少ないことに気がつきました。

当時、病気の中でも成人病（生活習慣病）が増え続けており、脂肪やたんぱく質に偏った食事の欧米化と成人病増加の間に何らかの因果関係があるのではないかと思えました。そこで、私たちは野菜を食べることで何を得ているのだろうという疑問を抱き、本格的な研究を始めました。

妻は、あれこれと野菜をたくさん食べるための工夫を試みましたが、これには大変な手間と時間がかかります。その上、食卓に野菜ばかりが並ぶと子どもたちには不人気で、食も進みません。

たくさんの野菜を毎日摂り続けることは、現代人にはそれほど容易ではないということが、自分で試してみて実証できました。

それならば、健康食品（サプリメント）で野菜の栄養素を補ってはどうかと考えました。本業が薬屋ですから、不足するミネラル成分を含んだ素材を錠剤の形にして飲めば良いと、思いついたわけです。

◎消化吸収のしくみ

ここで、食物に含まれるミネラル・微量元素の大事な機能を、ざっと説明しておきましょう。

私たちが食べ物を食べると、食道や胃を通って小腸に達します。小腸のひだのような内壁には絨毛《じゅうもう》が無数にあって、ここから内側の細胞に栄養素が取り込まれ、毛細血管を通して肝臓に運ばれます。

生体の「化学工場」とも呼ばれる肝臓で、さらに細かい形に分解された栄養分は体全体の細胞に送られます。一方、小腸を通過した食べ物は大腸で最後の消化吸収が行われたあと、排泄されるという仕組みです。

栄養素が小腸の絨毛で吸収される過程では、酵素が必要になります。酵素は、体の中のさまざまな反応を促進するいわば触媒（仲介役）のようなもので、人間には約三〇〇〇種もあると言われています。

その代表的なものが消化酵素で、食べ物の栄養を吸収しやすいように分解（消化）

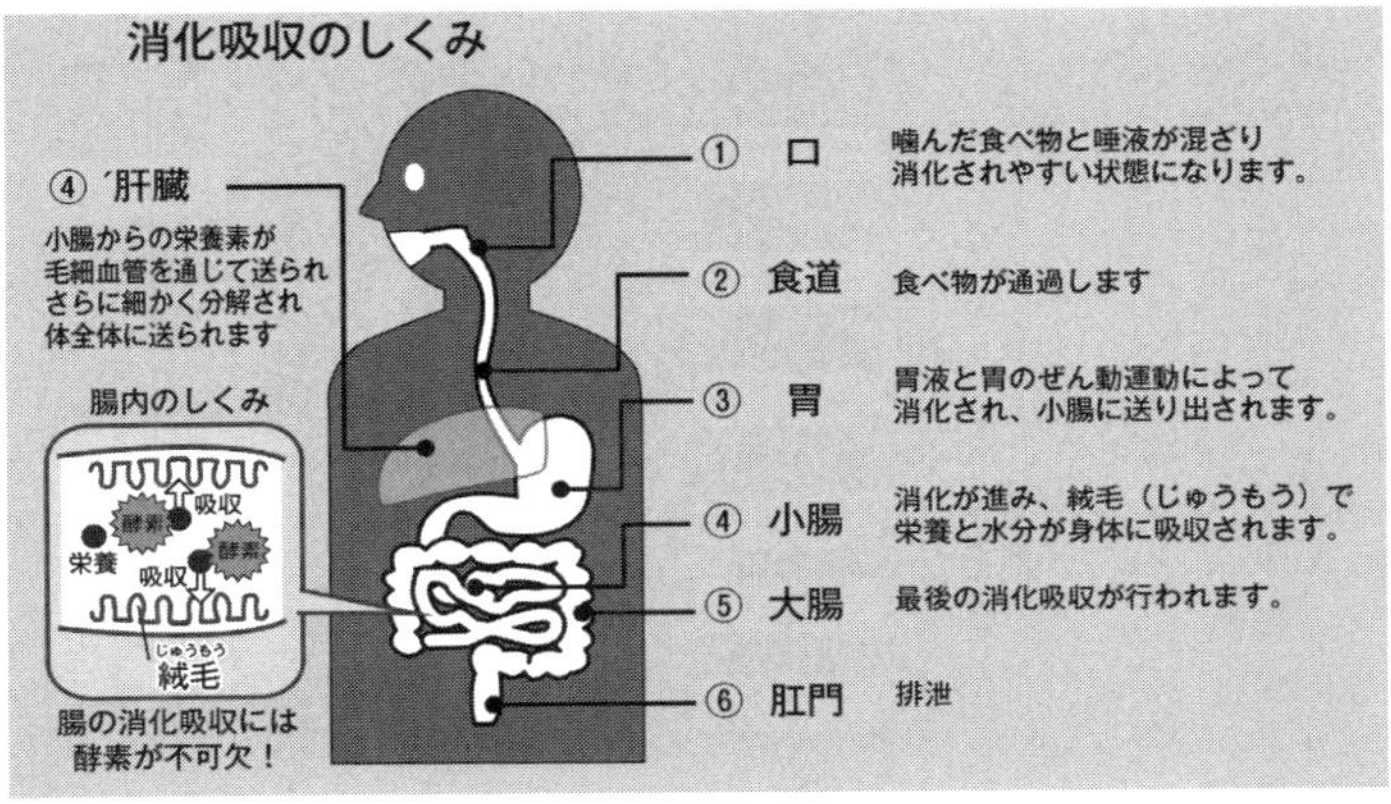

する役割があります。この消化酵素はミネラル・微量元素を含んでいないとまったく機能しません。

例えば代表的な酵素であるアミラーゼやペプシンにはカルシウム、リパーゼには亜鉛などが必須なのです。これらが欠乏すると、消化がスムーズに行われなくなってしまい、体に変調をきたします。酵素だけでなく、各種ホルモンも骨の成長、免疫などの生体維持機能に大きく関与しています。

◎どんな「素材」を使うか

私たちが未経験の健康食品づくりにチャレンジ

しようとしていた時期は、ケールを原料にした青汁がブームになり始めた時期でした。

他にもクロレラやスピルリナ（藍藻類の一種）など、葉緑素製剤の健康食品マーケットが成長し始めていたので、これらで摂ることができるのではないかと期待しましたが、私たちが目指す「微量ミネラル不足を補うもの」とは違っていました。結局、私たちが今求めているものが世の中に存在していないなら、自分で作ろうと思い立ったのです。

しかし、私たちが理想とするサプリメントを作るには、どんな素材を使うかが最大の難問でした。大根の葉やニンジンの葉、ミドリムシなど色んなものを調べました。微量ミネラルは人間の健康にとって大事ですが、使い過ぎは禁物。たとえば、鉄分やカルシウムの製剤も、注射薬や内服薬などいろいろありますが、量を間違えると体に悪さをするのです。

人間が必要とする微量ミネラルをバランスよく補給できる食品素材はないか、とい

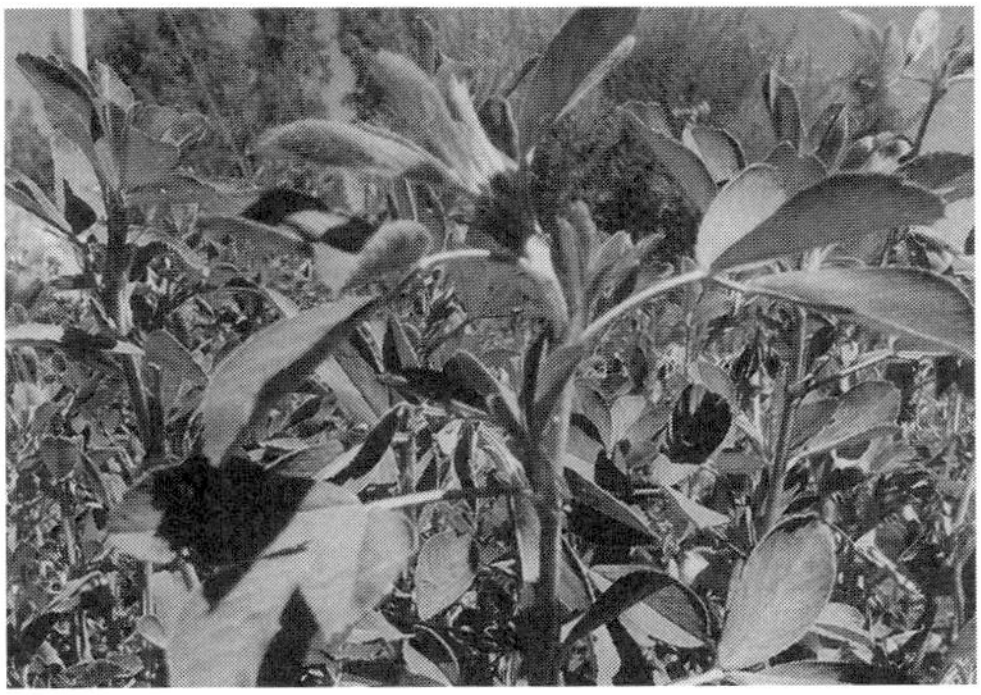
アルファルファ

うのが課題でした。
もちろん、合成物の配合で作ることは論外なので、天然素材で必要ミネラルを網羅する理想の植物がきっとあると信じて、さまざまな文献に当たりました。
たくさんの本を読み漁る中、山縣登氏（昭和期の化学者で元国立公衆衛生院名誉教授）の『環境の地球化学—微量元素と健康』（大日本図書）という本に出てくるアルファルファという植物に目が止まったのです。
アルファルファは、多年生のマメ科植物。日本名・ムラサキウマゴヤシという牧草の一種です。動物が主食にしている植物でもあり、これなら毎日食

アルファルファ成分表　（100ｇ中）

栄養素	含有量	効用
ビタミンＡ	10000 ～ 7000IU	がん予防
ビタミンＥ	20 ～ 15IU	血流改善
ビタミンＣ	50 ～ 40mg	かぜの予防
ビタミンＢ1	0.5 ～ 0.4mg	脚気の予防
ビタミンＢ2	1.5 ～ 1.2mg	口内炎予防
ビタミンＢ6	1.2 ～ 1.0mg	タンパク質の代謝
ビタミンＫ	8 ～ 6IU	止血作用
ナイアシン	9.0 ～ 7.0mg	皮膚炎予防
葉酸	1.0 ～ 0.8mg	貧血予防
ビオチン	100 ～ 85mg	皮膚ビタミン
イノシトール	680 ～ 550mg	抗不安作用
コリン	2.5 ～ 2.0mg	コレステロールの低下
パントテン酸	6.0 ～ 5.0mg	脂肪代謝促進
カルシウム	1750 ～ 1500mg	骨折予防
マグネシウム	900 ～ 720mg	高血圧予防
カリウム	3800 ～ 3000mg	筋肉疲労の改善
ケイ素	1000 ～ 900mg	骨の成長維持
ナトリウム	350 ～ 300mg	体液のバランス
リン	500 ～ 400mg	エネルギー源
鉄	300 ～ 270mg	貧血の改善
銅	0.5 ～ 0.3mg	貧血の改善
ヨウ素	0.9 ～ 0.7mg	甲状腺ミネラル
亜鉛	12.0 ～ 10.0mg	性欲改善味覚障害
マンガン	8.1 ～ 7.0mg	ホルモンの調整
ニッケル	2.0 ～ 1.5mg	酵素の活性基
セレン	0.03ppm	精子の活性基
クロロフィル	200 ～ 160mg	貧血の改善
キサントフィル	25.0 ～ 20.0mg	貧血の改善
食物せんい	15000 ～ 13000mg	便秘の改善

日本食品分析センターによる実測値の抜粋（自然のものですので季節により変動あり）

人とアルファルファの元素構成比較

（生体中の元素 ppm）

元 素 名	人	アルファルファ
C 炭素	193700	113400
O 酸素	628100	779000
H 水素	93100	87200
N 窒素	51400	82500
P リン	6300	7010
Ca カルシウム	138000	5800
S 硫黄	6400	1037
K カリウム	2200	1700
Mg マグネシウム	400	810
Cl 塩素	1880	700
Na ナトリウム	2600	200
Si ケイ素	40	93
Fe 鉄	50	27
Cu 銅	4	25
Rb ルビジウム	9	5
Zn 亜鉛	25	4
Mn マンガン	1	4
Sn スズ	2	1
Br 臭素	2	-
I ヨウ素	1	0.03
Al アルミニウム	0.5	25
Ti チタン	-	1
Co コバルト	0.04	0.02
V バナジウム	0.03	0.2
Ni ニッケル	0.03	0.5
Pb 鉛	0.5	0.5
B ホウ素	0.2	7
Mo モリブデン	0.2	1

大日本図書「環境の地球化学ー微粒元素と健康」山縣登　著より

べられるので、体のバランスを損なわないだろうと思いました。

この植物は、マグネシウム、銅、鉄、マンガン、カルシウム、カリウム、亜鉛など私たちの体に必要なミネラルと、ビタミンA・B群・Eなどのビタミン類、タンパク質、葉緑素、食物繊維などを豊富に含んでいることが分かりました。それらの成分と効用を一覧表にしたのが58ページの表です。

一方、59ページの表は、アルファルファのミネラル組成とヒトの体内元素の構成比を比較したものです。この両者の比率は、かなり似ています。

◎アルファルファのパワー

とはいうものの、こんな理想の植物が本当にあるのだろうかと疑問を抱き、自分で確かめることにしました。

動物飼料としてであれば国内でも入手できたので、すぐに取り寄せて分析しました。当然のことですが、データは文献に書いてあるとおりに出てきました。「これはすごい！」と心躍った日が、懐かしく思い出されます。

ヒトも動植物も、生命活動を維持するために多種多様な元素を体の中で有効利用しています。これらの元素のバランスが保たれている状態を「健康」とすれば、病気は必要元素が不足または過剰になり、バランスが崩れた状態といえるでしょう。

ごくわずかな量ではあるが、体にとって不可欠な栄養素（ミネラル・微量元素）を、どうすればヒトが必要とするバランスで、効率的に補給できるのか――。

この命題にぶつかって、私たちが行き着いた答えが、アルファルファが含有する成分を丸ごと健康食品として摂取してもらうということでした。

まさに、「一物全体《いちぶつぜんたい》」。野菜や果物などの栄養素をすべて摂り入れるために、「いのちを丸ごといただく」という、食養の発想から生まれているのです。

成分を抽出すれば、もはやそれは命のない化学物質にほかなりません。このため、私たちは地球（大地）からいただいた恵みをそのまま、丸ごといただくことにこだわりました。
これは、病気の症状に合わせて化学的に抽出した有効成分だけを製剤化する医薬品の作り方とは、まったく違っています。また、特定の有効成分とその効能をうたい文句にした「機能性食品」などと呼ばれるものとも違っているのです。

一物全体　ありのままの姿で分割されていない状態のこと。命あるものを丸ごと残さず食べることによって身体を正常に保つという、食養の基本的な考え方の一つ。明治時代の軍医、薬剤師で食養の「元祖」ともいわれる石塚左玄《いしづかさげん》が提唱した。例えばご飯は白米ではなく糠《ぬか》や胚芽が残った玄米食、魚は頭から尻尾まで、人参や大根などの根菜類は葉や皮まで食べることで、栄養分をもれなく摂ることができるとする。

◎カリフォルニア産を選択

しかし、製品化に向かう過程で、国内産や南米ペルー産など、各産地のアルファルファを分析してみると、微量ミネラルの成分比率がそれぞれ違っていることも明らかになりました。

その中で、私たちが最終的にたどりついたのが、カリフォルニア産。日本にも北海道産のアルファルファがありましたが、気候条件の違いで根が浅いため、微量ミネラルの含有比率がカリフォルニア産とはかなり違っていたのです。

目標が絞り込めたので、米国農務省に問い合わせてたくさんのサンプルを取り寄せ、製品化への試験を続けました。その中から飼料用ではなく、食用として適したものを選別し、現地の企業から直輸入しました。

当時福岡市内にあった天洋社薬品工業㈱へ成分の含有量を最大にして錠剤にしてほしいとお願いし、錠剤が崩れない限界量に挑んでいただきました。その時に、今は亡き村山社長さんからは、「無理してたくさん作りなさんな。少しずつでも作ってあげるから大丈夫。無理をしてたくさんの在庫を抱え、身動きがとれなくなったら本末転倒ですよ」と助言をいただき、少しずつ加工してもらいました。まだ若く、血気盛んだった私たちに、こんな優しい声をかけていただいたおかげで今があると、心から感謝しています。

こうして高い成分含有率で錠剤に加工することができ、商品化にこぎつけました。製品として販売を始めたのは昭和五八（一九八三）年。医療用薬品の卸売業としてスタートした私どもの会社は、健康食品の販売という新しい分野を切り拓くことになったのです。

弊社のサプリメントは安全性には自信があったので、自分の子供たちにはもちろん、甥や姪にも飲んでもらいました。娘たちは、妊娠中も授乳中も飲み続け、子供たちにも飲ませているようです。

その後、アルファルファについては、女性向けのサプリで注目されているイソフラボンや抗酸化作用があるポリフェノールなどの成分を含み、マルチな能力を秘めていることが分かってきています。私たちは大学の協力を得て、再度その可能性の共同研究を進めているところです。

（四）「食養」との出会い

アルファルファの健康食品を発売して、間もなくのことです。ある日、西日本新聞をめくっていたら、安藤孫衛というお医者さんの記事が目に止まりました。

「この人、うちのお客さんじゃない？」という妻の指摘に、よく見ると確かにうちのお得意さんです。新聞記事は、食事の改善を基本にして健康な体を養う「食養（食養生）」の効能を説いたものでした。

この当時、国民皆保険制度のもとで、患者さんに対する薬漬けや薬害の問題が深刻化し始めていました。現代の医療や薬品業界はこのままで良いのだろうかと、私の気持ちの中でも疑問が膨らみ始めたころでした。その記事を読み、こんな素晴らしい先生が近くにいらっしゃるなんてとワクワクし、さっそく話をうかがいに行きました。

◎「医・食・農」をつなぐ

安藤孫衛先生は、福岡市中央区梅光園で開業しておられた医師（医療法人あんどう医院院長）で、平成二九年に九九歳でお亡くなりになりました。

「ひとの健康の基本は、食生活にあり。急性病は注射や薬で治るが、慢性病は食事による予防が大切」というのが安藤先生の持論です。

先生は「病気を治す力は自然治癒力で、医師や薬は手助けにすぎぬ。この力を増すものは健全な食と運動と精神である」というギリシャの医聖・ヒポクラテスの言葉を、自らの指針として掲げ続けました。これらの言葉は、どこか益軒先生の遺訓と共通していませんか。

安藤先生は生前、「自然食の会」を主宰して食養の実践と普及に努め、自ら田んぼや畑に出向いて農産物の生産や流通改善にも尽力されました。「医食同源」という言葉がありますが、まさに「医・食・農」をつなぐコーディネーターとして、食の世界に大きなうねりを起こした運動家です。

先生の著書には『カラダに嬉しい自然食』（文芸社）『いのちを守る健康食入門』（西日本新聞社）などがあります。

安藤先生が掲げる健康食生活の基本は「5・1・1・3」食。未精白米（玄米）5、魚介類1、大豆1、野菜・海草・発酵食3というバランスを考え、「生まれ育った土地の食材を使い、旬の食べ物による食生活をしましょう」という奨めです。これが「身土不二《しんどふじ》」と呼ばれる考えです。

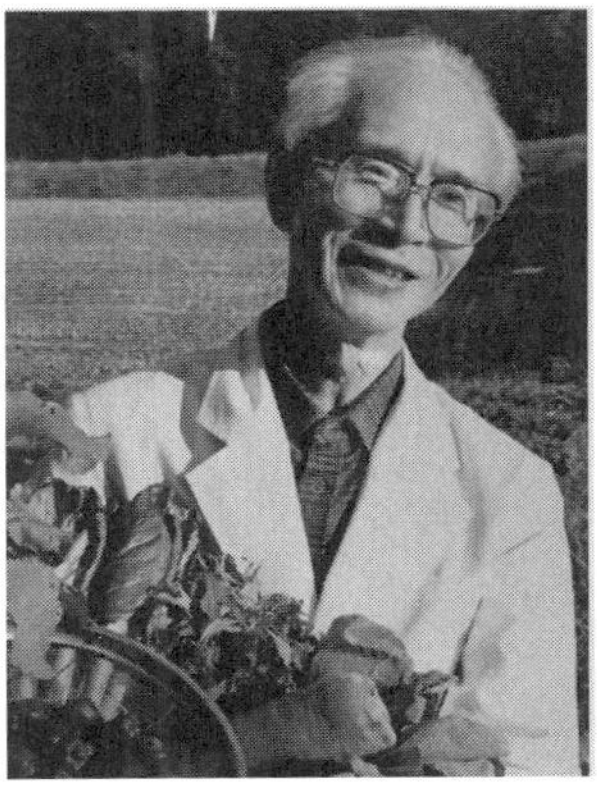

医師で食養の運動家でもあった安藤孫衛さん

身土不二　身（身体）と土（自然環境の根源）は一つであり、二つに分けられない密接な関係を持っているという思想で、仏教用語の身土不二《しんどふに》から導かれた食養運動のスローガン。人間の身体も自然環境の一部であり、自分が住んでいる土地の気候風土に適応して生育する動植物や微生物を旬の時期に食べることが摂理であるとする。安藤孫衛医師も「自分が住んでいる所から十里（約四〇キロ）以内で生育しているものを食べていれば病気をしない」という伝統的な言い伝えを「安藤流食生活」の根本として提唱した。

◎新しい世界の入口に

安藤先生と出会って、先生が主宰する勉強会のお手伝いなどもするようになりました。

あるとき、肝硬変で余命いくばくもないといわれた人が、先生の食養の指導を受けてみるみる改善して行く姿を目の当たりにし、「こんな世界があったのか」とあらためて思い知らされました。

世の中には、薬がよく効く病人もいれば、あまり効かない人もいます。病気は何でもかんでも薬で治すという考え方そのものに問題があるのだということを実感し、食生活の問題を通して農業の世界にまで関心領域が広がりました。

有機農業研究会などにも顔を出すようになり、自分自身も玄米食の生活を始めてみました。味覚が変わり、食べ物の好みが変わり、お通じがよくなって、日に日に体が変化して行くのが分かりました。

◎二木博士と玄米・菜食

さらに、安藤先生が副会長を務めていらした日本綜合医学会のお手伝いもするようになり、活動の場が全国レベルへと大きく広がって行きました。

日本綜合医学会は昭和二九（一九五四）年に設立され、医療従事者や薬品・食品業界の関係者、栄養士、農業生産者ら幅広い層の人たちが、食養を広めるために活動してきた団体です。

初代会長を務めた二木謙三《ふたきけんぞう》（＝故人）博士は、東京大学名誉教授を務めた医師で著名な細菌学者。九三歳まで健康を保持し、玄米を一合か二合と菜食、果物と肉なしの食事で玄米・少食を貫きました。「二木式腹式呼吸法」を実践し、よる十二時に眠って午前三時に起き、二時間歩くのが日課だったそうです。さすがに凡人の私はそこまで真似はできませんが、先生が提唱されたことは私の心に響きました。

二木博士は、「食の原点は生きた命をいただくこと。生きた食材は完全栄養食である」と説き、玄米・イモなど自然が貯蔵したものや生きたままの種子、小魚を丸ごと食べることなどを推奨しました。

今では、二木博士が現役の時代とは食材や社会環境も大きく変わっていますが、玄米・菜食、少食主義の原則は今も生き続けています。私は、昭和九年発刊の二木博士の著書「なぜ玄米でなければならないのか」をバイブルのように愛読し、玄米食の奥深さを知りました。

こうして、綜合医学会の活動に深く関わるようになり、九州部会を設立して事務局を担当しました。平成四（一九九二）年には、福岡市では初の全国大会となる第四十五回大会開催にこぎつけることができました。

日本綜合医学会はのちにＮＰＯ法人となり、私は一時期、理事長を務めていたこともあります。

◎土にも目が向いて

綜合医学会のご縁で、食の問題から農業のあり方にまで視野が広がるにつれ、土壌成分などにも関心が向くようになりました。

昭和三〇年代、農家から、農薬や化学肥料を使っても病気が治らず収量も上がらないという相談を受けたことで、本格的に農業の研究を始めた中嶋常允《とどむ》氏（土壌診断と土づくりを重視する中嶋農法の創始者、理学博士）と出会い、たくさんのことを学びました。

中嶋先生は、研究を重ねるうちに、土が劣化しているために美味しい作物が作れないことに気づいたそうです。特に、多量要素の過剰と微量要素の欠乏が作物を不健康にしていることに着目して土を分析し、栄養バランスを整える手法を開発して、各地で説いておられました。

土壌が健全であれば、作物は生き生きと育ちます。土壌とは単に岩石が風化したものではなく、多くの生物が生命サイクルを維持する場として関わりながら作り上げたものです。

ミネラル・微量元素が含まれている土の中には、さまざまな微生物が棲んでいます。土の中の微生物は、餌になる有機物によって繁殖し、植物や動物の死骸を有機・無機の成分に分解して土を肥やしているのです。

有効な微生物がしっかり働ける環境（土壌）があってこそ、元気でおいしい、ミネラル成分豊かな作物が育つのです。だから「作物の質は土の良し悪しで決まる」というのです。

ところが、実際に多くの店頭で売られている一般の野菜はどうでしょう。生産性を上げるため、化学肥料や農薬をしっかり使うことで土の中の有効な微生物まで殺してしまっています。例えば、有機肥料を使っていた昔のニンジンに比べて、今のニンジンはβカロチンなどの栄養成分が減っていると指摘されています。

中嶋先生が「土壌の健康は人間の健康につながる」と力説しておられたのは、まさにこのことだったのです。

さらに、たくさん化学肥料を使い、土の環境を変えてしまったために、多くの畑では、農薬をかけて育てないと害虫や病気で倒れてしまう弱い作物しかできなくなっているのです。

◎すべてが繋がっている

これを知ったとき、「あれ、何か似ている」「そうだ、人間の病気と似ている」と気づいたのです。

動物は、大地をお腹に抱いて動けるようになった生き物だと言われています。痩せた土地には微生物は棲みにくくなり、作物も弱くなって、実は充実しません。これと同じように、人間の体の土(＝腸内環境)が痩せてきたら、良い腸内細菌は棲みにくくなり、人間も弱くなっていくのです。

「ああ、大地と腸は同じなんだ」と、モヤモヤしていた頭の中がスッキリと晴れ渡りました。またその一方で、「繋がっている」からこその弊害も見えてきました。

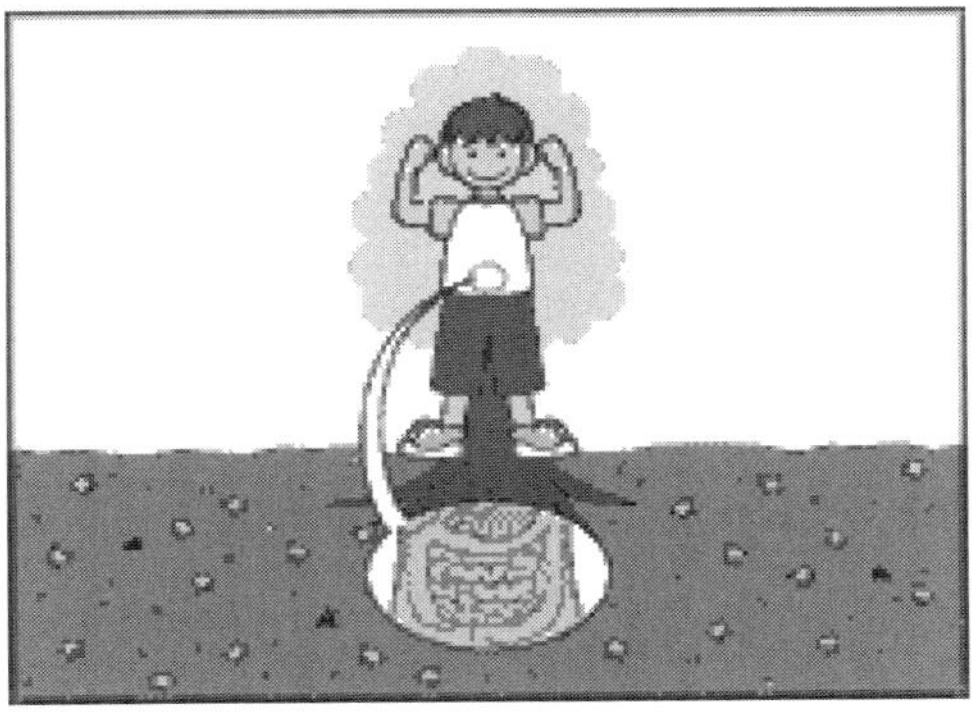

人間の腸は、植物の根っ子と同じ役目。腸が元気でないと、栄養を上手く吸収できなくなります。

化学肥料で育てる土は、ミネラル・微量元素が減り、成分も偏っています。その結果、野菜が土から取り込む微量元素も少なくなります。さらに、それを食べる人間もまた、微量元素が少なくなってしまいます。

当然、ミネラル・微量元素が使われる体の中のホルモン生産や代謝が低調になり、体調不良に悩む人が増えてきます。全ては、繋がっていたのです。

足りなくなったミネラル・微量元素を、健康食品（サプリメント）の形で体の中に補給してやれば良いのではないかという考えは、まさに「天の声」だったように感じました。

ミネラルと微量元素　人間の体を構成している元素のうち、酸素、炭素、水素、チッ素を除いた元素をミネラルと呼び、その中でもごく少量しか存在しないものを微量元素という。厚生労働省の「日本人の食事摂取基準」（二〇一五年版）によると、人間が生命活動に欠かせない主要な微量元素は鉄、亜鉛、銅、クロム、モリブデン、マンガン、セレン、ヨウ素など。このうち、鉄分は血液中のヘモグロビン生成に関わり、亜鉛はさまざまな酵素やタンパク質の構成要素、ヨウ素は甲状腺ホルモンの主成分など、いずれも成人一日の摂取量は数㎎～一〇数㎎単位の微量ながら大きな役割を果たしている。

第三章 ● 自然治癒力を高める

（一）微量元素の大きな役割

◎「平成」が残したもの

平成という時代も既に三〇年が過ぎ、天皇陛下の生前退位による終わりの日が近づきました。振り返ってみれば、その名とは裏腹に、この時代はあまり「平静」ではなかったように思います。

阪神大震災（平成七年一月）や東日本大震災（同二三年三月）、熊本地震（同二八年四月）、北海道胆振東部地震（平成三〇年九月）など、大規模災害が続発しました。中でも東日本大震災は、巨大津波が福島第一原発の炉心溶融事故を引き起こし、放射性物質を広域に撒き散らすという人類が経験したことのない複合災害でした。

事件では、「地下鉄サリン」（同七年三月）をはじめとする一連のオウム真理教事件など、前代未聞の大規模凶悪テロが発生。歩行者天国を一瞬で恐怖に陥れ、十七人が殺傷された秋葉原通り魔殺人事件（同二〇年六月）や、相模原市の障害者施設で発生した入所者四六人殺傷事件（同二八年七月）のように、突発的な無差別大量殺人が多発したのも平成の悲しい記憶です。

さらに、神戸市の「酒鬼薔薇《さかきばら》事件」（同九年二～五月）や、佐世保市の「小6女児同級生殺害事件」（同一六年六月）のように、凶悪事件の低年齢化が社会問題化しました。

◎児童虐待、年間一二万件

しかし、何と言っても痛ましかったのは、幼児や児童に対する虐待事件の続発です。

平成二八年度に全国の児童相談所が対応した虐待件数は一二万件を超え、年ごとに増え続けています。

中でも、全国の親たちを驚愕させ、戦慄させせたのは、平成三〇年六月に東京都目黒区で明るみに出た幼女虐待死事件でした。

　この両親は、五歳の娘に満足な食事を与えず、殴る蹴るの暴行を繰り返しました。女の子は、「しつけ」と称する両親の虐待に耐えきれず「あしたからはできるようにするから、もうおねがい、ゆるしてください」と許しを乞う反省文を何度も書き綴っていたというのです。しかし、親たちは実の娘を容赦せず、虐待を繰り返して遂に死亡させたという事件でした。

　これはもはや、人間の所業ではありません。動物は自分の子どもを産み、健やかに育てて子孫を残すという本能を備えています。それなのに、「万物の霊長」であるはずのヒトに、なぜこんな酷いことができるのか。

　頻繁に新聞紙面に登場するようになった異常な親たちの悪業を見るにつけ、わたしは、人間の本能をつかさどる体の中の大事なものが壊れつつあるのではないか——と危機感を強くするのです。

児童（幼児）虐待　厚生労働省の定義によると、児童（幼児）虐待には①殴る、蹴る、火傷を負わせるなどの身体的虐待　②性的虐待　③家に閉じ込める、食事を与えない、病気を放置するなどのネグレクト（怠慢または拒否）　④言葉による脅し、兄弟間の差別的扱いなどの心理的虐待——の四類型がある。警察庁の統計では、平成一九年に三五一六人だった被害児童の通告件数は、同二九年には六万五四三一人と一八倍以上にも激増。二九年の検挙者は一一三八人にのぼり、加害者の約七割を実の父母が占めている。

◎愛情ミネラルの不足？

若者がキレやすくなったとマスコミで指摘され始めたのは、時代が昭和から平成へと移った一九九〇年代ごろから。その後、当時の若者たちが親の世代になり、「虐待」多発が騒がれるようになって行ったのです。

これらの要因の一つとして、若い世代の生活習慣の乱れが指摘され、食生活の悪化も挙げられていました。例えば、大学生の食生活を調べてみると、「朝食抜き」はザラ。ポテトチップスとコーラ、お菓子などを朝食代わりにする若者もかなりいるのだそうです。

当然、人間にとって必要な栄養のバランスが崩れて行きます。中でも野菜などに含まれている微量元素が欠如し、知らず知らずのうちに体と精神の機能を蝕んで行くのです。

人間の体の中に存在する微量元素は三〇種近くもあるそうですが、生命活動の維持に欠かせない主要元素の一つであるマンガンが、「愛情ミネラル」と呼ばれているのをご存知でしょうか。

マンガンは、炭水化物やタンパク質、脂肪を消化吸収する役割を持つ酵素が機能を発揮するために、重要な働きをしています。また、肝臓が脂肪肝にならないように働くコリンという栄養素をつくるのにも必要です。これが不足すると、糖分の代謝が乱れて血糖値が上がり、血中脂肪酸の量を増やして動脈硬化をもたらします。

さらに、マンガンは生殖機能の維持にも深く作用し、これが不足すると女性の受胎率が低下するといわれます。

マンガンが不足した土地では、乳牛の受胎率が低下するという報告もあり、「愛情の塩」と名付けた学者もいます。子どもに対する愛情がなくなり、産み捨て、育児放棄、虐待などが起こるのは、マンガン不足が原因の一つという指摘もあるのです。

そう言えば、第二章に登場した土づくり農法の中嶋常允先生のお話で、動物実験で子育て放棄するマンガン不足の動物のことを聞いたことがあります。

今では、全国で年間一二万件にものぼるという児童虐待事件の頻発——。その背景に、一日の必要量わずか数ミリグラムのマンガン不足が関与しているとしたら……。

「微量」だからといって見過ごせない、ゆゆしき大問題だとは思いませんか。

（二）　毛髪で過不足チェック

◎簡便な検査法を開発

前項で、ミネラル・微量元素が私たちの体の中でいかに重大な役割を果たしているか、十分にご理解いただけたと思います。

では、ここであなたに問います。

あなたの体の中のミネラル・微量元素の量は、十分に足りていますか？

そんなことを聞かれても……というみなさんの困った顔が見えてくるようです。会社や市町村の定期健康診断を受けても、そんな検査はしてくれませんからね。

しかし、健康を維持するために必要なミネラル・微量元素を過不足なく補充していくためには、まず体の中にどのくらいの量が保持、蓄積されているかを知る必要があります。もし足りなければ、先にご紹介したアルファルファを原料にした健康食品などで補ってやれば良いのです。

そこで、体内のミネラル・微量元素の過不足をチェックする簡便な方法をご紹介しましょう。それは、あなたの髪の毛を使う方法です。

米国ではかねてより、ミネラル製剤を売るためにこの毛髪検査法が行われていました。これらの製剤は、野菜などの栄養成分を丸ごと健康食品にする私たちのやり方とはまるで違っているのですが、自分の毛髪を検査機関に送って検査してもらうという簡便なチェック法には従来から注目していました。

それが近年、日本国内の民間検査機関でも検査できるようになったのです。

◎微量元素の「レコーダー」

ヒトの毛髪には、長期間にわたって食物から取り込んだミネラルやたんぱく質、脂質などのほか、摂取した薬物などの成分が蓄積されて行きます。それはミネラル・微量元素の摂取過程を長期にわたって記録した、あなたの体の「ドライブレコーダー」

のようなものです。

貧血や炎症、免疫機能、臓器の異常などを把握するための**血液検査**や、腎臓や肝臓、消化器、尿路系機能の異常をチェックする**尿検査**は、医師が病気の診断や治療方針を決めるのに不可欠の検査です。そしてこれらの検査数値は、検査の時間や食事、体の代謝機能の影響などによって短期間（短時間）に変化するのが特徴です。

これに対し、体の中のミネラルバランスを把握するための**毛髪検査**は、検査の時間や食事など短期間（短時間）の状況変化に左右されず、長期的な体の情報を取り出すものです。血液や尿より高濃度のミネラル・微量元素を検出できるのも特徴で、「慢性病」を引き起こす食生活や生活習慣の乱れのチェック、病気を未然に防ぐ予防医学的な検査などに向いていると言えるでしょう。

◎二六元素のデータ測定

この検査を受けると、私たちの体に必須とされるナトリウムやマグネシウム、マンガン、カルシウムなど一三のミネラルのほか、体に害を及ぼすカドミウムやヒ素、鉛などの有害金属六元素を含む、全部で二六元素の測定数値やグラフなどの分析結果が返送されてきます。あなたに必要な栄養素や献立のアドバイスも付いてくるので、生活改善の参考になるでしょう。

このデータを参考に、自分の体に合った健康食品の摂取や食生活を考えて行けば良いのです。これらは、食養で健康を維持していくための「車の両輪」とも言えます。

(三) 腸内環境と土づくり

◎腸内「善玉菌」の活躍

腸内には約一〇〇種・一〇〇兆個もの細菌がいるといわれ、消化・栄養摂取の過程では、人間に有益な「善玉菌」が活躍します。

善玉菌はタンパク質、炭水化物、脂肪などを、アミノ酸やブドウ糖、脂肪酸など小さな分子になるまで分解してくれる酵素をつくり、ビタミンK、ビタミンB複合体などの重要な栄養素を合成します。

そして善玉菌のフローラ（細菌叢）が腸の働きを活性化し、腸内環境を整えてくれるのです。

前章で「食と農」の大事な結びつきについて触れましたが、人間が健康を増進するための腸内環境改善と、元気で栄養豊富な作物を育てるための「土づくり」には共通する点がいくつもあります。

植物は、土の中の種から芽を出して花を咲かせ、また種を宿して子孫を増やそうとします。その活動は、目に見えない地下の世界（土中微生物）に支えられています。土の上からたくさん肥料や農薬を撒いても、根っこが腐っていては育ちません。

◎土中微生物の働き

元気な作物を作るには、良い土が必要です。ふかふかとした良い土には、たくさんの微生物が棲んでいます。土一グラムの中には一億の微生物が棲んでいるといいます。

有効な微生物は良い土の中で繁殖し、植物や動物などの死骸を分解して有機・無機の成分に分解し、土を肥やしているのです。

そして微生物が有効な働きをするためには、土の中のＰＨ（酸性・アルカリ性の度合）や温度、水分、通気性、ミネラル・微量元素の含有バランスなどの環境条件を整えなければならないのです。

どうでしょう、善玉菌に守られた健全な人間の「腸内環境」と、土中微生物が育む「地味豊かな土」は、どこか似ていると思いませんか。

しかもそのどちらにも、ミネラル・微量元素が、まさに「微量」でありながら重要な役割を果たしているのです。

◎「再登板」した納豆菌

長年薬や健康食品を販売してきて、同じものを飲んでいるのに、効果が出やすい人とそうではない人がいることに気づいていました。そして、どうやら人それぞれの腸内環境の良し悪しが、自然治癒力の差に関係しているのだと考えるようになりました。

元気な作物を作るのに良い土づくりが欠かせないのと同じように、ヒトが栄養分や薬効成分を効率よく吸収するためには胃腸の健康状態が肝心です。

すなわち、ヒトが本来持っている自然治癒力を活性化させるためには、体内の有効な微生物が活躍できる腸内の環境づくりが先決であるということです。

そこで思いついたのが、私の会社で扱ってきた納豆菌入りの胃腸薬のことでした。かつては、患者さんが抗生物質を飲んだあとの腸内環境を整えるため、よく使われた売れ筋商品でした。しかし、薬価基準が変わり、医師にもあまりメリットがなくなって、忘れられた存在になっていました。

この納豆菌を使って健康食品を作れば、腸内環境を改善できるのではないかと考えたのです。この会社は大正時代に創業した乳酸菌・納豆菌を製造する老舗メーカーです。そこで、メーカーに頼み込み、実に5年をかけて食品用の納豆菌を提供してもらいました。

こうして納豆菌と乳酸菌をベースとする腸内環境改善のサプリメントを開発することができました。今では「お腹の弱い子供向け」や「五〇代からの血栓予防」など用途別に商品のバリエーションも増え、アルファルファを原料にしたサプリとともに、わが社の主力商品のひとつに育っています。

納豆菌　乳酸菌などとともに、体の中で良い働きをする「善玉菌」の代表格。枯草菌の一種で、その名の通り枯れ草、稲わらなどを生活の場にしている。病原菌に対する強い抵抗力・抗菌作用があり、抗生物質が登場する前は赤痢や腸チフスなどの伝染病薬としても使われていた。腸内環境を整えて腐敗菌など「悪玉菌」の繁殖を防ぎ、ビフィズス菌などの善玉菌を増やす効果があるとされる。また、菌の寿命が長いため整腸効果が持続するのも特徴。一個の納豆菌は、好条件のもとでは約一六時間で四〇億個にも増える強い繁殖力がある。逆に生存環境が悪くなると、胞子（芽胞）の形で休眠状態に入り、長く生き続ける。また最近では、納豆菌が大豆を発酵させる過程で産生されるナットウキナーゼという酵素タンパク質の一種が血栓を溶解し、血液をサラサラに保つ効果があるとして注目されている。

（四）薬と食品添加物

薬屋としての経験から言って、私に効く薬が、必ずしもあなたに効くとは限りません。また、飲み方を間違えれば、薬は毒として作用することもあります。

ヒトは本来、自然の中に存在するものについては解毒する力を持っているのです。薬としては、自然の素材でできた漢方薬がまさにそうです。

しかし、ここ一〇〇年ぐらいの間に人間が作り出した化学物質を主成分とするものについては分解、解毒する酵素を持っていません。化学的に合成された新薬はもちろん、私たちが知らず知らずのうちに食べ続けている食品添加物（特に天然に存在しない化学合成物）もそうです。

化学合成による添加物は明治のころから使われていましたが、戦後になって、膨張剤や乳化剤、香料、着色料、酸味料、軟化剤など多種多様なものが産み出されました。特に高度成長期以降、インスタント食品やレトルト食品が大量生産されるようになり、風味・外観・色合いが良い、いつまでも腐らず変質しにくいなど、「万能」の添加物は食品製造の必需品になっていきました。

しかし、添加物の一部には発がん性や染色体異常、催奇形性などの毒性が指摘されるものがあり、食品中毒事件などを契機に規制が強化されてきました。

ただ、せいぜい一〇〇年余りの歴史しかない物質だけに、その影響が未解明のことも多いのです。多様な添加物が混ぜ合わされ、長年にわたってヒトや動物の体の中に蓄積されて行ったとき、一体何が起こるのか――。

私たちは、食生活でも「便利さ」「快適さ」を享受しながら、自分の体の中で壮大な人体実験をやっているようなものなのです。

食品添加物と摂取量　厚生労働省によると、平成三〇年七月現在、日本の食品添加物は八二〇品目（香料を含む）とされる。同省は毎年、国民が食品添加物をどの程度摂取しているかを調査し、結果を公表している。この調査は、スーパーなどで食品を購入して添加物量を分析・計測し、国民栄養調査で得た食品の喫食量をかけて摂取量を求める（マーケットバスケット方式）。調査は毎年度、甘味料、保存料、着色料、酸化防止剤、防カビ剤、栄養強化剤、乳化剤など添加物の品目をいくつか選んで実施されているが、厚労省はこれまでの調査では「安全性に問題ないことが確認されている」としている。一方、週刊誌や雑誌、ウェブサイトなどには「危険添加物」の情報があふれており、消費者にとっては悩ましいところ。生協組織などでは、「着色料や保存料など不要な添加物は使用しない」「使用したものはすべて公開する」「疑わしいものは使用しない」などの原則を掲げて、許容できる添加物を最小限に抑えているところも多い。

◎薬の使用は最小限に

一方、人間の手で化学的に作り出された合成物という点では、新薬にも同じようなことが言えると思います。

新薬はあくまで「緊急対応」のもので、必要以上に長く飲み続けるものではない、というのが私たちの考え方です。もちろん、薬の種類や処方された量にもよりますが、一般的には長く続けても三カ月ぐらいが限度ではないでしょうか。

その間に、体の基本を立て直して行くことが大切です。すなわち、農薬や化学肥料の使い過ぎで痩せてしまった土を一から作り直すように、体の自然治癒力を回復させるということです。

薬の使用は極力抑え（節薬）、腸内環境を改善して、「食養」を中心とした食生活を実践する――。それこそが、私たちが推奨する「健康長寿」への王道なのです。

第四章

私流・がんとの暮らし方

（一） 還暦超えて試練のとき

「日残リテ　昏（ク）ルルニ　未ダ遠シ……」

時代小説作家・藤沢周平の代表作の一つ『三屋清左衛門残日録』は、先代藩主の死去で隠居した元用人、三屋清左衛門のこんな独白で始まります。

家督を息子に譲り、あとはのんびり暮らそうかと思っていた矢先、跡目相続をめぐる藩の派閥抗争に巻き込まれてしまうというストーリー。隠居直後は鬱々としがちで、息子夫婦を心配させた清左衛門でしたが、やがて趣味の釣りに打ち込んで剣術道場にも通い始め、お家騒動に揺れる藩政の渦中に再び飛び込んで行きます。

三年前に妻をなくした清左衛門は、このとき五二歳という設定です。当時としては相応の年齢ですが、実質「六五歳定年制」の現代から見れば、リタイアするには早すぎる男盛りの働き盛り。

清左衛門も「残日録」と名付けた日記をつけながら、「日が暮れてしまうには、この先の人生はまだまだ長いな」と感じ、余生の生き方についておのれの迷いを吐露しているのです。

さて、「人生一〇〇年時代」を生きるあなたにとって、「残れる日」の実感はあとどのくらいでしょうか？

◇　◇

◎きっかけは膝の痛み

還暦を超えたものの、まだ人生最後の日までのカウントダウンなんて、強く意識することもなかった六〇代初めのころ。私にも、ついに過酷な試練のときがやってきました。

平成一九（二〇〇七）年の夏を過ぎたころから、足の冷えなど体調の変化を感じ始めたのですが、あまり気にもせず様子を見ていました。

しかし、その年の十一月になると、膝の痛みがひどくなり、風呂場で体をこするためにしゃがむことができず、トイレで用を足すのも辛い状態になったのです。

そこで、かかりつけのお医者さんの診察を受けましたが、血液検査でＡＬＰ（アルカリホスファターゼ＝肝機能などを検査する指標）の数値が高いと指摘されたくらいで「特に異常なし」という診断。「ただ、念のために精密検査をしておく方が良いでしょう」と促され、同月下旬、総合病院で検査を受けました。

この時、かかりつけ医の指示がなかったら、今ごろはどうなっていたか……。私は信頼できるお医者さんと出会って、つくづく幸運だったと思います。

◎いきなりの「がん宣告」

総合病院で胸部のレントゲン撮影をしたところ、気になる影があると言われました。私は三〇年ぐらい前からＸ線撮影でいつも引っかかっていたので、その影が少しおおきくなったのかなと、のん気に構えていました。

ところが、CT（コンピューター断層撮影）検査を受けたところ、右肺の上部に約三センチ大のくっきりとした白い影が――。さらに、特殊な検査薬でがん細胞に目印を付けることで全身のがんを早期発見するPET（ポジトロン・エミッション・トモグラフィー＝陽電子放射断層撮影）の検査も受けました。

その結果、医師から受けたのは「肺がんの疑いが濃厚」という診断。薬屋の悪い癖で「自分だけは大丈夫」と思い込んでいたので、文字通り目の前が真っ暗になった気がしました。

十二月、肺がん治療で高名な国立医療センターの名医を紹介され、さらに検査を重ねて下されたのは「ステージⅢAの肺がん」という宣告でした。

年が明けて平成二〇年一月下旬、手術で右肺上葉を三分の一切除しましたが、実際に切ってみると、がんは予想より進行していて「ステージⅢB　五年生存率三五％」ということでした。

術後、八日間入院したあと、自宅で静養しました。するとどうでしょう、右膝の痛みもウソのように消えて行ったのです。

がんの病期（ステージ） がんと診断されると、そのがんの大きさや他の臓器への転移の有無などを検査し、進行度合い（病期＝ステージ）が診断される。病期の評価にはTNM分類という方法を使い、がんの大きさと浸潤（T因子）、リンパ節転移（N因子）、遠隔転移（M因子）の三つを総合的に判断する。例えば肺がんの場合では、0期、Ⅰ期（ⅠA、ⅠB）、Ⅱ期（ⅡA、ⅡB）、Ⅲ期（ⅢA、ⅢB）、Ⅳ期に分類される。

◎肺がんもいろいろ

ひと口にがんといっても、胃がん、大腸がん、肺がん、悪性リンパ腫など臓器や体の部位別にさまざまながんがあり、「血液のがん」といわれる白血病も含まれます。

このうち肺がんを例にとると、全体の八五％を占める「非小細胞がん」と残りの一五％に当たる「小細胞がん」があり、さらに非小細胞がんは「肺腺がん」「扁平上皮がん」「大細胞がん」に分類されます。

肺がんの約六割を占める「肺腺がん」は、喫煙の有無にかかわらず発症し、女性ホルモンや大気汚染にかかわりがあるといわれます。また約二割を占める「扁平上皮がん」は、喫煙の影響が強く指摘され、男性に多く、非喫煙者はあまりかからないといわれるがんです。

肺がんは早期発見され、初期の段階であれば手術で完治を目指すことができますが、手術が難しい場合は放射線や抗がん剤治療が主体です。

ただ、肺がんは他の臓器に転移しやすく、再発するケースも多いため、治療が難しいがんのひとつとされています。

（二）三七万人が毎年死んでいる

かつては、日本人の二人に一人はがんに罹り、三人に一人はがんで命を落とす――と言われていました。

国立がん研究センターの直近の統計（二〇一六年のデータに基づく）によると、この年にがんで死亡した人は男性約二二万人、女性約一五万三〇〇〇人で、合計三七万二九八六人。生涯にがんで死亡する確率は、男性二五％（四人に一人）、女性一六％（六人に一人）だそうです。

二〇〇六年から二〇〇八年までにがんと診断された人の五年相対生存率は、男女合計で六二・一％（男性五九・一％、女性六六・〇％）だったという追跡結果もあります。

死亡者数が多いがんの部位別（二〇一六年）では、男性が①肺　②胃　③大腸　④

肝臓　⑤膵臓、女性は①大腸　②肺　③膵臓　④胃　⑤乳房――。

男女合計では、やはり私と同じ肺がんがトップです。

がん患者の五年相対生存率　患者ががんと診断された場合に、治療でどのくらい生命を救うことができるかを示す指標。がんと診断された人のうち、五年後に生存している人の割合が、日本人全体（正確には性別、生まれた年、年齢の分布を同じくする日本人の集団）で五年後に生存している人の割合に比べて、どのくらい低いかで表す。一〇〇％に近いほど治療で生命を救えるがん、〇％に近いほど治療で生命を救い難いがんであることを意味する（国立がん研究センターのホームページから）。

◎がん撲滅は国家的課題

早期発見や治療法の進化などで、ひと昔前に比べてがんによる死亡率は下がってきました。しかし、日本人の死因別統計では、今なお断トツの一位なのです。

平成二三（二〇一一）年三月、東北・関東地域を中心に襲った東日本大震災（マグニチュード9・0）の死者は一万五八九五人、行方不明者二五三九人（二〇一八年三月時点、警察庁）。自然災害で死者が一万人を超えたのは、戦後初めてのことでした。

真っ黒な巨大津波に押し流されて行く街、逃げ遅れて濁流に飲まれる人、まるでオモチャのように津波に翻弄される車や船……。あのときテレビに映し出された悲惨な中継映像を、私たちは今も鮮烈に覚えています。

しかし、想像してみてください。あの巨大地震で亡くなり、行方不明になった人たちの実に二〇倍以上もの人々が、毎年、がんで命を落としているのです。

かつて「第一次交通戦争」と呼ばれ、ピーク時の交通事故死者数が年間一万六七六五人にも上った時代（昭和四五年＝一九七〇年）がありました。しかし、その後の交通政策の強化で、二〇一七年の交通事故死者数（警察庁統計）は三六九四人にまで減っています。

「人口減少時代」に突入し、少子化と超高齢化、働き手不足が急速に進むニッポン――。年間三七万人ものがん死亡者をいかに減らすかは、まさに国家的課題なのです。

日本人の死因　厚生労働省の平成二八（二〇一六）年人口動態統計（確定値）によると、日本人の死亡原因は①悪性新生物（がん）二八・五%、②心疾患一五・一%、③肺炎九・一%、④脳血管疾患八・四%、⑤老衰七・一%、⑥不慮の事故二・九%、⑦腎不全一・九%、⑧自殺一・六%。男女別に見ると、男性は八位に慢性閉塞性肺疾患（COPD）が入り、喫煙率の高さが原因とされる。女性は老衰が三位で、長生きが多いためという。

(三) 抗がん剤を断って

さて、がんの手術を受けたあと、私の中にどんな変化が起こったかということに、話を戻しましょう。

毎年、新たにがんと診断される人は八〇万人以上にのぼるという統計(国立がん研究センター)があります。

従って、世の中には数え切れないほどの「がん闘病記」があふれています。十人十色の「奮戦の記録」を読んで、是非、参考になる体験やノウハウを見つけていただきたいと思うのですが、「わたしの闘い方」はちょっと変わっていたかも知れません。

それは手術後、医師から再発防止のために抗がん剤治療を強く勧められたにもかかわらず、これをきっぱり断って「自分でやれることをやってみます」と宣言したからです。

私もがんになって、「命が惜しい」「まだ、ここで死ぬわけにはいかん」と切実に思いました。そして、家族や社員がこんなにも心配してくれていたのかと驚き、あらためて周囲の人たちの深い思いやりに感謝しました。

振り返れば、創業以来、がむしゃらに働き、タバコを吸いまくり、夜の中洲を飲み歩いてきました。青年会議所の活動にのめり込んで、付き合いごとも多く、帰りは午前様というのが日常茶飯事。その三〇代、四〇代からの不摂生のツケが、がんという病で一度にやってきたと思いました。

しかし、「自分でつくった病気だから、自分で治せるところまでやってみよう」と考えたところが、普通の患者さんとはちょっと違っていたかも知れません。

本業が薬屋ですから、薬の効果も副作用もかなり知っているつもりです。若い頃から、薬が使い方によっては毒にもなるということを知りつつ、後ろめたさを抱えて商売してきたことは、先にもお話したとおりです。

そして、いざ自分ががんになり、かかりつけ医の幸運に恵まれて拾ったいのちと向き合ったとき、副作用が強い抗がん剤治療に身を委ねる気には、どうしてもなれませんでした。

そのとき私が選んだのは、食養を中心に据えて自分の体を根本からつくり直すという、日本古来の伝統に基づく健康づくりの「王道」だったのです。

◎手当たり次第に挑戦

手術後すぐに禁煙、禁酒を断行したのはもちろんです。

自分の会社で売ってきたアルファルファを原料とする健康食品や納豆菌・乳酸菌入り食品はもちろん、漢方薬、魚油を原料とするＥＰＡ（エイコサペンタエン酸）や人参のカプセルなどを手当たり次第に試しました。

さらに、岩盤浴やお灸、断食、瞑想法などの伝統療法も、思いつく限りチャレンジしたのです。

中でも、食生活の見直しは、術後生活の根幹をなすものでした。

食事を玄米食に切り替えました。玄米をおいしく食べるには、よく噛み続けることが大事。咀嚼することで唾液がたくさん分泌され、これが体全体を守る「クスリ」になるのです。家族も協力して一緒に玄米食を実践してくれました。

玄米と菜食を続けるうち、次第に体の変化が起こってきました。かつてはあんなにラーメンが大好きだったのに、ラーメンを食べると頬がピクピクと引きつけを起こしたようになりました。そのころには、体が添加物に敏感に反応するように変わっていたのだと思います。

いろんな療法を体験してみて、体は自分が努力した分だけ応えてくれるものだと、つくづく感じ入りました。

◎「食養一筋」の効果

手術後は、半年ごとに精密検査を受けました。一年ぐらい経ったころには、妻と中国旅行ができるほどになり、完全に健康を取り戻したつもりでいました。ところが、そのころ前立腺の腫瘍マーカーが高めの数値を示し始め、再発や転移を考えて不安な日々を過ごすこともあったのです。

しかし、その後も再発防止のために食養一筋の生活を続けた結果、前立腺マーカーの数値も次第に落ち着いて行きました。

現在は年に一回、検査を受けていますが、数値は正常で再発の危険は遠のいています。

「五年生存率三五％」の宣告を受けて、既に十一年目。周りのみなさんのおかげで命拾いをしたという喜びとともに、私自身の人生観も大きく変わったと思います。

（四）玄米がつなぐ「食養の師」

食養一筋の暮らしを続ける中で、いろんな活動をしている「その道の達人」と出会うことができたのも、私にとっては大きな人生の財産になりました。

福岡市早良区で高取保育園の園長をされていた西福江さんも、その一人です。

高取保育園は、私が薬屋を創業した昭和四三（一九六八）年に開園し、地域住民や食物アレルギーを持つ園児の親らとともに食育活動を続けてきたユニークな保育園です。

◎子どもたちに現れた変化

昭和三〇年代から食卓の洋風化が進み、高たんぱく・高脂肪の食事が増え、私たちの生活の中にインスタント食品やスナック菓子、清涼飲料水などがあふれるようになりました。それとともに、がんや生活習慣病が急増し、低年齢化の傾向も顕著になっていったのです。

西さんは、同園の食育活動を綴った「ゼロから始める玄米生活～高取保育園の食育実践レシピ集」（平成一八年、西日本新聞社刊）の中で、「保育園の子どもたちにも、皮膚のかさつき、ちょっとした刺激でかぶれる過敏性体質、風邪をひきやすい、中耳炎を繰り返すなどのアレルギー疾患が、年を追うごとに増えてきました」と当時の状況を振り返っています。

◎ひと口一〇〇回噛む

このため、同園では「伝統の食べ物をとる」「季節のものをとる」「主食は玄米」「丸ごと食べる」「腹八分目で、ひと口六〇～一〇〇回噛む」「感謝の心でいただく」という食の基本を掲げて実践してきました。

給食に出される食材は無農薬・低農薬の有機栽培で育った玄米と、季節の旬の野菜。調味料も無添加で自然醸造のものを使い、「玄米和食」の給食を続けています。

この給食を続けてきて、アレルギー疾患の子どもの症状は軽減していったそうです。

西さんは、同書の中で「食事は体づくりの基本であり、味覚や人格の形成にまで深い影響を与える。健康な心と体は、毎日の食生活の積み重ねからつくられていく」と語っています。長い食育の実践で到達した「食は命なり」の信念が、強く伝わってくる言葉です。

私も西さんから勧められて、玄米を食べる時、最初はひと口一〇〇回噛むことを実践してきました。

噛み続けると、玄米はとてもおいしく感じます。よく噛まないと、そのおいしさは分からない。噛み続けることで、たくさん唾液が出ます。この唾液は、体が作り出す「クスリ」です。

私は幼いころから、母親にそう教えられてきました。そして、噛み続けることで、まさに「命をいただく」ということをも実感できるのです。

フレッチャーの「完全咀嚼法」 日本綜合医学会の初代会長でもあった二木謙三博士（東大名誉教授、文化勲章受賞者）は、著書『健康への道』で米国の実業家ホーレス・フレッチャーの「完全咀嚼法」を紹介している。フレッチャーは一代で財を成した大富豪。四〇歳で肥満に悩み、当初はコックのせいだと思い込んでコックを代えたが、不眠症やリウマチ様の症状は治らなかった。胃腸が悪いと気づいたフレッチャーは、ドロドロになってなくなるまで徹底的に食べ物を噛む「咀嚼主義」を実践。食の量が減って痩せ始め、自転車や馬にも乗れるようになった。野菜が好きになり、一日二食になって体重も七〇キロ程度で安定したという。

◎「黒焼き玄米」を開発

福岡市早良区で自然食品のお店を経営されていた下司雅章さん（故人）も、わたしの「食養の師」の一人です。

下司さんは、食用家としての活動の傍ら、九州地域の自然食品の小売店と問屋に呼びかけて昭和四九年に九州自然食品協同組合を発足させ、初代理事長を務めた人です。第二章でご紹介した安藤孫衛医師とともに、九州の食養運動で中心的な役割を果たした人物で、初の日本綜合医学会福岡大会開催などにも尽力されました。

私は、その下司さんから、玄米をフライパンで煎って作る黒焼きの製法を教わりました。漢方ではこれを「玄神《げんしん》」（＝玄米の神様）といって、黒焼き玄米茶として飲むのです。

その後、しばらく忘れ去っていたのですが、あるとき知人から「赤米で黒焼きを作ってみてはどうか」とアドバイスを受け、細々と手作りをして商品化しました。赤米とはその名のとおり、玄米の種皮や果皮に赤い色素を含む野生種に近い「古代米」のことです。

その後、十年ぐらいは鳴かず飛ばずの状態だったのですが、平成二三（二〇一一）年に東京ビッグサイトであった物産展に「黒焼き玄米」を出したところ、同じく黒焼きを扱っていた大手の健康食品メーカーの目に止まりました。その後、メーカーの方が会社を訪ねて来られ、商品を納めることになりました。

◎試行錯誤で製造機自作

ところが、注文の量が多く、これまでの手作りではとても間に合いません。それなら、いっそのこと製造機械も自分で作ってみるかと、回転釜に遠赤外線ヒーターを組み込み、試行錯誤の末に完成させました。

元来、黒焼きは民間療法として伝わってきたもので、手作りするので少量しかできません。私は薬屋なので、和漢薬の製造技術を活かし、釜をほぼ密閉状態にして、空気を入れず蒸し焼き状態で大量に作る焼き方を工夫しました。

黒焼きの作り方は、基本的には炭焼きをするのと同じです。炭には本来、解毒作用があり、食べられる「食炭」という健康食品もあります。

私が黒焼きで使用する米は、有機農法で知り合った福岡県糸島市の農家が作る農薬不使用米。二台の自作機械を使い、一台約三〇キロの玄米を約十時間かけて密閉焙煎します。焙煎している間は監視カメラでモニターしているのですが、最初の仕込みと仕上がりのチェックは、今も自分でやっています。

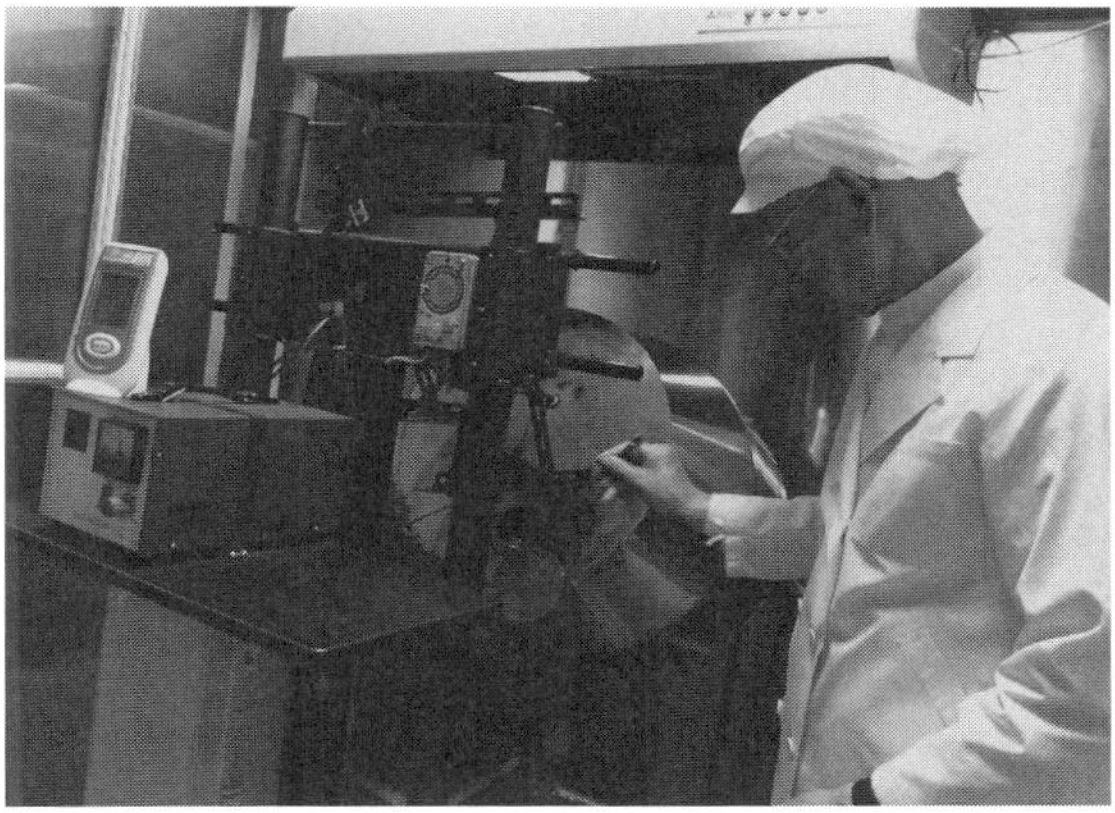
自作の機械で、玄米の黒焼きを作る著者

今では、年間に使用する玄米が約一〇トンにものぼります。手軽に飲めるようにと、赤米の黒焼き玄米茶のティーバッグも発売しました。「薬用から見た炭」と「食養から見た炭」が合体したことで、息の長い商品になるのではないか、と思っているのです。

第五章 ● 病気はチャンスだ！

（一）　がんがくれた気づき

肺がんになって「五年生存率三五％」の宣告を受けたことは、その後の私の人生を大きく変えてしまいました。

しかも、人生観だけでなく、死生観、社員や家族と子孫、自分の両親や先祖に対する考え方まで――。まるで、がんを境に自分が精神的に生まれ変わったかのようです。

ある日、五木寛之さんの著書「養生のヒント」を読んでいてこんな文章にぶつかり、まさに「わが意を得たり」と膝を打っていました。

「がんで亡くなる人は多いですが、ある医者は『がんはものすごく幸運な病気だ』と言っています……」

その理由について、五木さんは「がんは、ゆっくり時間をかけて進行していくわけですから、仮にまったく治療をしなくてもある程度は生きる」とこの病気の特性を指摘し、がんを「死ぬまでの用意ができる病気」ととらえることが肝心だと述べているのです。

かつて、がんに罹ることを「死の宣告」と同じように受け止めていた時代がありました。昭和のテレビドラマには、がん患者の家族が医者の告知を受けて泣き崩れるという、悲劇的シーンがよく出てきたものです。

確かに、病気のステージが進行し転移が進んで重篤になった患者さんや、治療が難しい部位の患者さんにとっては、「生存率」をにらみながらの辛く険しい闘病生活が続きます。しかし、多種多様な先進医療の発達で、早期発見さえできれば、がんはそれほど恐ろしい病気ではなくなりつつあると思います。

しかも、急性の心臓疾患や脳出血などのように、いきなりバッタリ倒れて命を落とすようなことは少なく、「告知」を受けたあと、やり残したことをやり遂げるという時間的余裕がかなりあるのが通例です。

私は、六三歳で肺がんの手術を受けたあと、自分の人生の終幕を強く意識しましたが、しばらくして「がんになって良かった」と心の底から思えるようになりました。がんを患って、「生と死」という問題と真剣に向き合うことができるようになったからです。たくさんの先祖や両親から、私たち夫婦の代に至り、子から孫へと繋がって行く「命の連鎖」に、素直に感謝する気持ちを持つことができるようになったのです。

◎七歳で父親と死別

ここで、私の生い立ちについて少し振り返っておきたいと思います。

私は、終戦の年の昭和二〇年一月一日、広島県山県郡北広島町（旧千代田町）の山村地帯で生まれました。上に兄が二人、下に妹と弟という五人兄妹の真ん中です。

明治二八年生まれの父親は戦前、尋常小学校の校長をしていましたが、昭和二七年、私が七歳のときに自ら命を断ってしまいました。それ以後、母は慣れない農業をして子どもたちを育ててくれたのです。

私は地元の中学校から広島県立工業高校に入学したあと、山口県の下関工業高校の夜間部に転校し、下関市の兄の会社（医薬品卸売業）を二二歳まで手伝っていました。

その間、下関市で薬剤師をしていた妻の愛子と知り合い、結婚しました。私が生まれたのは山間部の農村で、表ヅラは良いが本当は閉鎖的な土地柄。一方、妻が生まれ育ったのはイワシ漁が盛んだった漁村で、何でもズケズケとものを言い合う浜育ちの気質。「この女性と私が一緒になったら、どんな夫婦になるだろう」という興味から、得意先のお医者さんを介して求婚し、結婚にこぎつけました。

長崎で結婚生活に入ったあと、二三歳のとき、福岡市で医療用医薬品の卸売業を創業したことは既にお話したとおりです。

◎博多南無の会を発足

創業後、会社経営の方は幾多の曲折を経て軌道に乗り、医療用医薬品卸売業のほかに健康食品販売業、調剤薬局を加えてグループ企業が三社になりました。

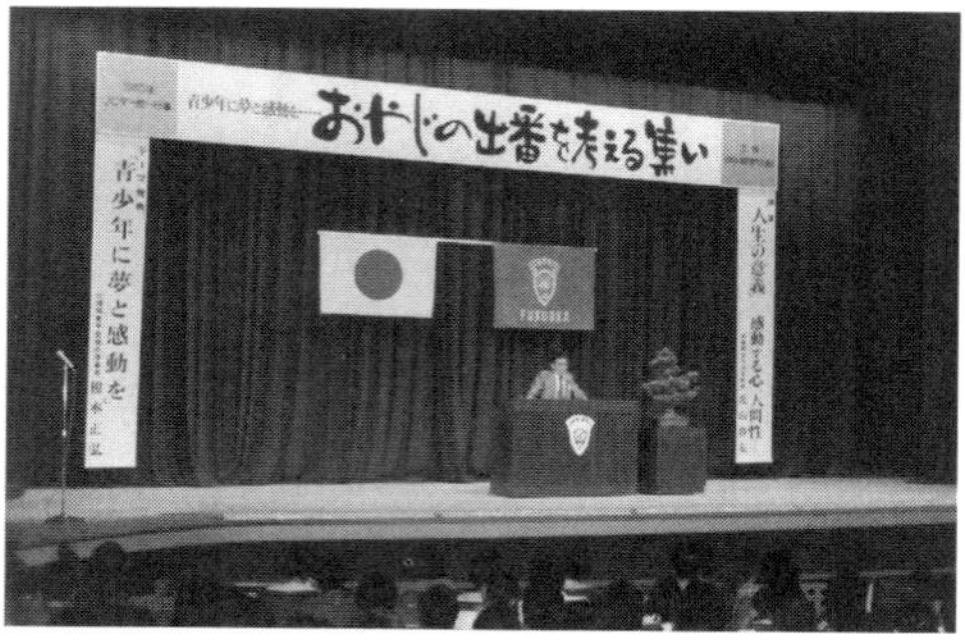

青年会議所最終年度事業風景

一方、企業経営の傍ら、力を入れてきたのが福岡青年会議所の活動です。昭和五三（一九七八）年に入会後、同六〇年に四〇歳で「卒業」するまで若い企業人の仲間と切磋琢磨し、地域貢献活動などに精力的に取り組みました。

その最後の年に、青年会議所の教育開発委員会で仏教法話に触れる機会がありました。これをきっかけに、当時の教育開発委員の仲間が集まり、福岡でもこのような法話に触れる機会を作ろうと盛り上がり、昭和六一年「博多南無の会」が誕生しました。「南無の会」とは、松原泰道禅師が主宰されていた「おかげさま」「ありがとう」という感謝の精神を説く宗派を超えた辻説法の会です。

松原泰道禅師　常に「おかげさま」「ありがとう」という感謝の精神を説き、全国を「辻説法」して回った高僧。仏教伝道文化賞や禅文化賞など幾多の受賞歴をはじめ、宗派を越えた集いである「南無の会」を主宰。記録的ベストセラーになった著書「般若心経入門」（一九七二年・祥伝社）で仏教書ブームのきっかけをつくり、数多くの著書を残す。

「人間として生まれてきたことに感謝し、生かされていることに感動する心を呼び戻そう」というのが設立の理念です。

この会は、特定の宗派や宗旨にとらわれず、仏教の教えから生き方を学ぼうという任意の組織で、いわゆる宗教団体ではありません。設立後約二〇年間、毎月、仏教界

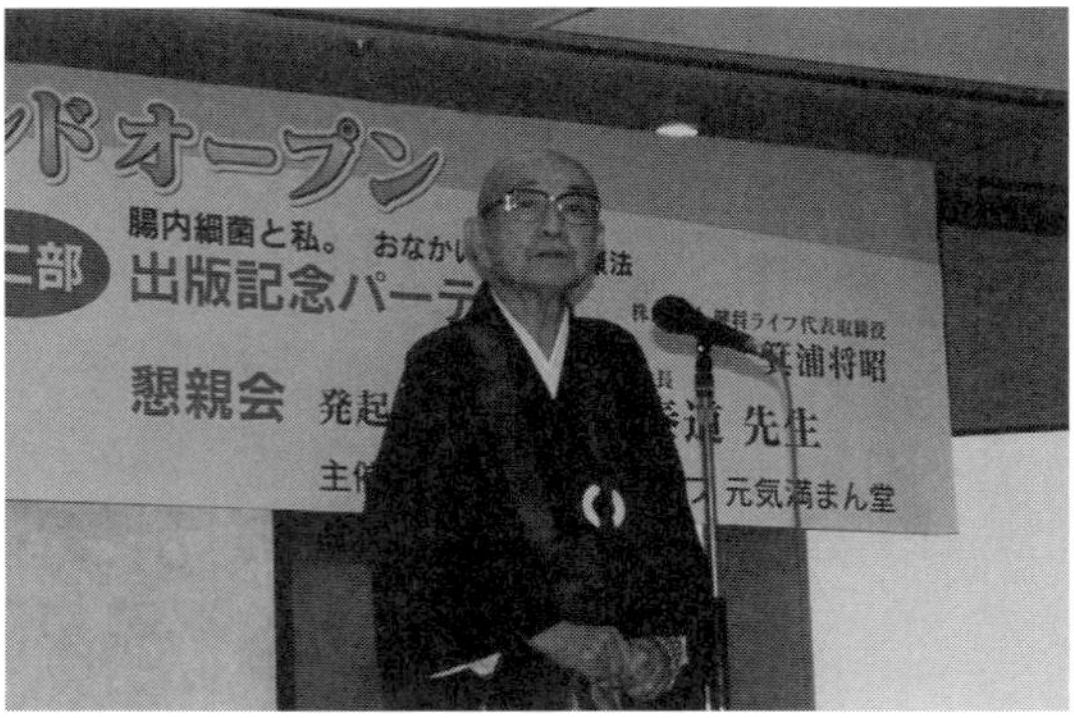

松原泰道禅師

などから講師を招いてお話を聴き、講演録をまとめた会報も発行しました。

そして、「南無の会」にかかわったことが、次の「倫理法人会」の活動につながって行ったのです。

(二) 倫理の道に導かれて

「倫理法人会」は、「企業に倫理を、職場に心を、家庭に愛を」をスローガンに、まず企業経営のトップ自らが「倫理」を学んで変わることによって、社員や社風を変え、会社の健全な繁栄を目指そうとする団体です。

これもよく宗教団体と間違われやすいのですが、宗教とは関わりがありません。戦災に焼かれて、街も人の心も荒廃仕切っていた終戦直後の昭和二〇年九月。教育者の丸山敏雄氏（現在の福岡県豊前市出身）が日本の再建を目指す「夫婦道」という論文を執筆し、「新世文化研究所」を興して倫理運動を創始したのが源流です。

現在では、一般社団法人「倫理研究所」のもとに法人会員約六万五〇〇〇社、個人会員約一六万人が集い、各都道府県に地方組織があります。

丸山敏雄氏と「純粋倫理」　丸山氏は、日常生活で守れば幸福になる「幸せになる生活法則」を確立。これはのちに「万人幸福の栞《しおり》」として編纂された。「物の世界に物理という法則があるのと同様、人間には倫理という法則がある」というのが根本理念。「人は多くの人々や、物や自然と関わりなしには生きられない。そこには、おのずから社会生活の規範が生まれる。人と人、人と物、人と自然の間にある道、人間の行う道が純粋倫理である」と説いた。

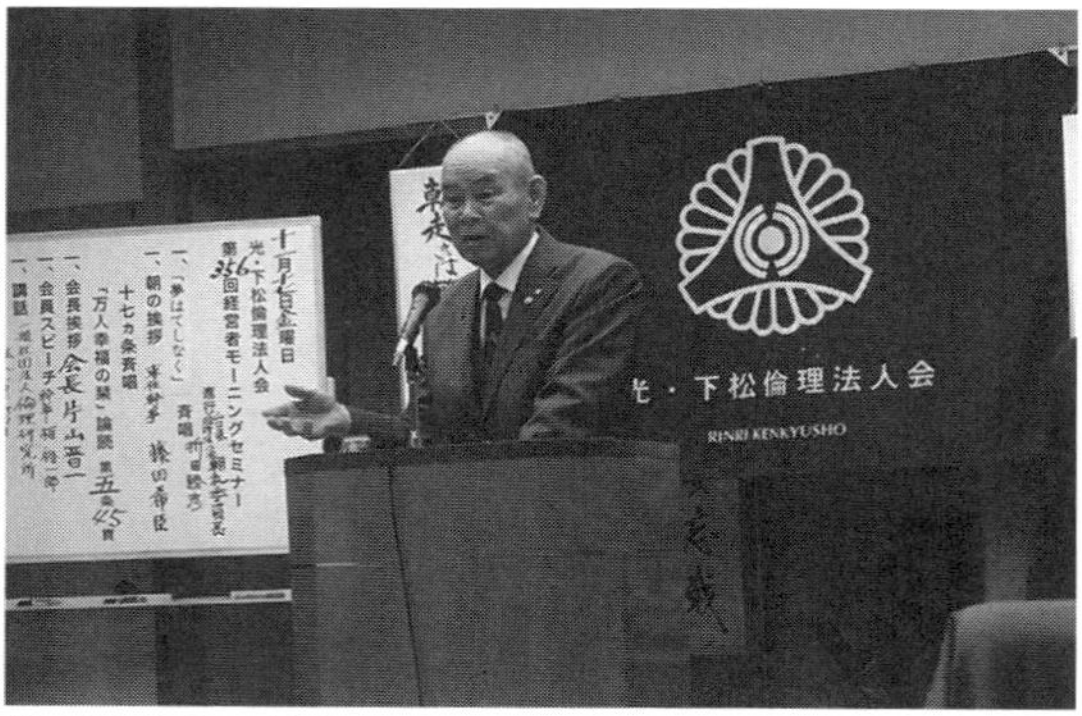

倫理法人会の活動

◎福岡県組織の拡充に参加

私は、平成十四（二〇〇二）年に、友人の勧めで福岡市東倫理法人会に入会しました。五〇代も後半に差し掛かり、がむしゃらに進んできた自分の体と心に、やや疲れを感じ始めていたころです。

人に勧められて軽い気持ちで入会したのですが、仏教の法話に比べ、そのわかりやすさに驚きました。

入会三年後に福岡市博多倫理法人会の初代会長を拝命しました。さらに、五年後には福岡市多の津倫理法人会の初代会長を拝命。その後、福岡県倫理法人会の副会長や若手経営者を対象にした後継者倫理塾の立ち上げにかかわり、初代の塾長なども務めました。
「万人幸福の栞」に掲げてある倫理の原則は、とても平易な文章ながら、物事の核心を衝いています。例えばこんな具合です。

最も大切な、わが命のもとは、両親である。このことに思い至れば、親を尊敬し、大切にし、日夜孝養を尽くすのは親が偉いからではない。強いからではない。世の中にただ一人の私の親だからである。いや、私の命の根元であり、むしろ私自身の命である親だからである。

入会間もないある日、倫理研究所の川又久萬名誉研究員（当時は九州沖縄副方面長）と会食する機会がありました。彼から「お父さんの誕生日はいつですか？」という質問を受けたのですが、私は不覚にも答えられず、口ごもってしまいました。
私が七歳のとき、父は自ら命を断ちました。私の下には幼い弟や妹もいたのに、勝手に死んでしまってと、子どもの頃から父の無責任さを恨みに思ってきました。そんな鮮烈な思いがあるので、父親のことなど知ろうともせず、父の誕生日も記憶になかったのです。

しかし、このときのことがきっかけで、両親や先祖についてもっと知りたい、知らなければならないと切実に思うようになり、やがて新しい人生観が開けて行きました。

◎父親の思いを偲んで

明治二八年生まれの私の父は、八人兄妹の長男で、大変な苦労をしながら広島師範学校を出て教員になったようです。終戦まで尋常小学校の校長をしていましたが、戦後は公職から追放され、慣れない農業で生計を立てていました。

終戦後、愛国教育から民主主義教育にガラリと一変し、「お国のために立派な人間になれ」と教えてきた自分の価値観に、一八〇度の転換を迫られたのだと思います。教え子たちを戦場に送り続けたことに、地域の人たちからの罵声と批判も浴びたようです。

しかも、父はよその地域から入った婿養子だったので地元に馴染みが薄く、そのことからも疎外感を深めて行ったらしいのです。

今となっては、何故、父があのような最期を選択したのか真相は分かりません。しかし、私も年を重ね、「倫理法人会」の活動を続けるうちに、当時の父が置かれていた境遇や家族への本当の思いを、自分なりに理解できるようになって行ったのです。

◎命の根っこを意識

そして還暦を超え、肺がんが見つかったことをきっかけに、自分の「命の根っこ」とでも言うべきものを、さらに強く意識し始めるようになりました。

私には三人の娘があり、ありがたいことに男六人、女一人の七人の孫にも恵まれました。郷里の広島には、築後約二百年を経た古民家の実家があり、私が後を継いで墓守りをしています。

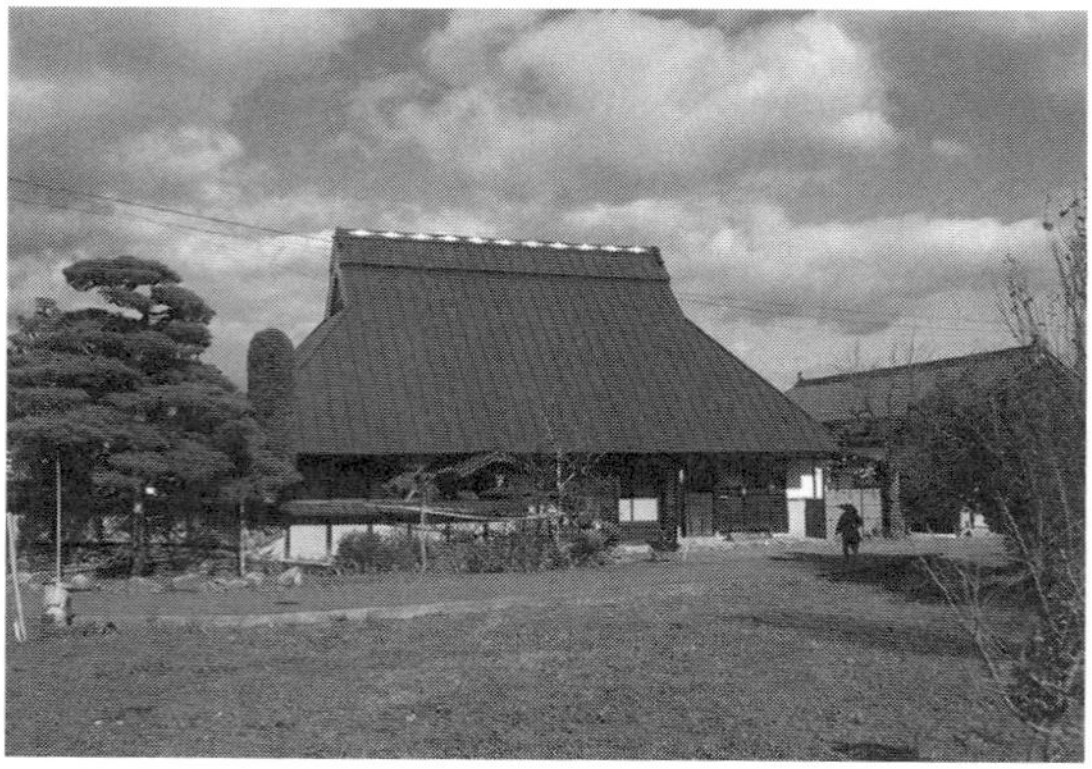

広島の実家

私たちは、子や孫が世の中の役に立ち、兄妹仲良く暮らしてほしいと願って育てています。そして、私たちの親も、またその先祖も、同じ思いで子育てをしてきたはずです。

一説には、自分の先祖を十代遡れば一〇〇〇人以上、二十代だと一〇〇万人以上の先祖にたどりつく勘定になるとも言われます。もちろんこれは計算上のお話で、人それぞれ家族や先祖の系譜は複雑で、一〇代以上も遡るのは容易なことではありません。

しかし、今ここにいる自分は、たった二人の親から生まれたけれど、その背景には無数の先祖の命が繋がっている——。そして、私の命はこれから先、子や孫、曾孫へとまた同じように「命の旅」を続けて行くのだということを、想像していただきたいのです。

(三)「四つの健康」の理念

さて、長々と私の身の上話をしてきましたが、ここでもう一度、本題の私たちの「体と健康」の問題に戻りましょう。

私は、医療用医薬品の卸売という本業を通して、「薬の使い方」の良し悪しが人の健康を大きく左右するということを体験的に学んできました。薬は本来「毒」という性格を持っており、使い過ぎるとかえって体を壊します。短期間、ほどほどに使うことが肝心だということです。

そして、もう一つは、ヒトには自然の治癒力があり、これを高めることが体を健康に保つための根本であるということです。

その一つの方法が、食養（食養生）であるとお話してきました。食事を見直し、地元でとれた作物や魚を旬の時期に食べる（身土不二）、野菜の皮なども残さず丸ごと食べる（一物全体）など、食養の基本を実践することで、腸内環境を健全に保ち、病気に打ち勝つ底力（自然治癒力）がついてくるのです。

病気を治療する場合、薬物療法と食養療法は、いわば「車の両輪」です。特に生活習慣病については、医療にお任せの薬物依存では、根本的な治癒はできません。

医師は、患者さんの生活習慣の誤りをきちんと伝え、患者さんは医師の指導の下で、食養を含む生活改善と薬物療法を進めて行くのが、少ない薬で高い治療効果を上げるための要諦であると確信しています。

◎自立した生活のために

私はかねてより、生き生きとして自立した生活を営むための「四つの健康」というものを提唱してきました。それは、次のような事柄です。

◆体の健康　現代に生きる私たちは、食生活の急速な欧米化で、たんぱく質や脂肪を多く摂りすぎ、一方で食物繊維やビタミン、ミネラルを多く含む野菜の摂取が不足しています。野菜不足の結果、大地の中に含まれるミネラル・微量元素を体に取り込むことが不足気味になっているのです。

　体を健康に保つには、消化吸収に大事な役割を果たす腸内の善玉菌が元気であることが不可欠ですが、ミネラル・微量元素の不足に加え、膨大な種類と量の食品添加物や残留農薬が腸内細菌を痛めつけます。体の健康を取り戻すには、腸内細菌が活躍できる体内の環境を整えることが大前提なのです。

◆心の健康　腸内環境を健全に保つためには、「心の健康」が大切です。怒ったり、悲しんだり、思いつめて塞ぎ込んだり……。ストレスの多い環境下では、腸内細菌は活性化されません。

　私たちは大地の恵みを得た植物や動物の「命をいただく」ことによって日々の生活を営み、生きながらえています。「生かされている自分」を素直に受け入れ、感謝と明るい心で命ある食材をいただくことが大切です。

◆経済面の健康　「金持ち喧嘩せず」という諺（ことわざ）がありますが、これは「金持ちは利にさとく、自分が損をするような喧嘩はしない」「有利な立場の者は、それを守るため人と争わない」というような意味（小学館・大辞泉）だそうです。私はいささか後ろ向きの解釈のように思うのですが、「経済基盤が安定していれば、無用な喧嘩はする必要がなくなる」と前向きにとらえることはできないでしょうか。たとえ金持ちとまでは行かなくとも、経済的に一定程度の余裕を持つことが安心感につながり、無用な諍いを避けてストレスを減らすことになる、という解釈です。

毎日を穏やかに、満ち足りた気持ちで過ごすためには、ある程度の経済的基盤は欠かせません。理想を言えば、人のお役に立った結果がおカネとして返ってくることで、人の喜びがわが喜びになり、自分が人さまから「生かされている」という実感にもつながるでしょう。自分の健康は自分で守るという「健康の自立」、自分の存在意義と社会的役割や使命を自覚して生きる「自己の自立」とともに、「経済的な自立」を図ることは、実り多い人生を歩んで行く上で欠かせないことです。そして、それらが「体と心の健康」にも繋がっていくのです。

◆人との関係における健康　人の一生とは、人と人との関係づくりの積み重ねであるといっても過言ではありません。例えば、企業人として会社の目標を達成していくためには、取引先や社内の従業員、場合によっては消費者の皆さんとも、良好な信頼と協力の関係を築き上げて行かなければなりません。

人から好かれ、信用もされ、どんなことにも主体的に取り組んで多くの協力者を得られ、他人を信頼していつも喜びの心で接し、他人を恨むことなく、一生楽しみながら、健康に生きていきたい……。

何だか、宮沢賢治の「雨ニモ負ケズ」調になってしまいましたが、要するに自分と人との関係を良好に保つことも、「体と心の健康」を維持する上で欠くことができない重要な要素だということです。

(四) 私が出会った人生の師

薬屋を創業して以降、今日までの半世紀に、私は「人生の師」と呼べる多くの生き方の達人たちに巡り会いました。

その一人は、青年会議所を「卒業」したあと、「博多南無の会」の設立にかけて、仏教の教えで私たちを導いていただいた松原泰道禅師です。

松原禅師からは、人間として生まれてきたことに感謝し、「おかげさま」の心を大切にすることを学びました。この「おかげさま」の思想は、腸内細菌のおかげで私たちが「生かされている」ことに対する私自身の気づきにもつながったのです。

◎禅宗の教えに触れて

そしてもう一人は、創業して七年目のころに出会った臨済宗・聖福寺（福岡市博多区）の先代住職、山岸善来老師です。山岸老師は、企業経営者として行き詰まっていた私の進路、夫として父親としての私が歩むべき道を、禅の教えで照らしてくれたのです。

三〇代半ばで坐禅を始めて仏教の教えに触れ、白隠禅師の坐禅和讃と出会いました。

衆生本来仏なり　水と氷のごとくにて
水を離れて氷なく　衆生の外に仏なし
衆生近きを不知《しらず》して
遠く求むるはかなさよ
譬《たとへ》ば水の中に居て
喝を叫ぶがごとくなり
長者の家の子となりて

貧里に迷うに異ならず
六趣輪廻の因縁は　己が愚痴の闇路なり
闇路にやみぢを踏そへて
いつか生死をはなるべき

優しい禅の道に触れて「生きること」「食べること」をあらためて見つめ直し、時に「考えるきっかけ」をいただきました。

禅宗で食事の前に唱える「食事訓」の「五観の偈《げ》」を知ったのもこのころです。例えば、こんな風に唱えるのです。

食とは良薬なのであり、身体を養い、正しい健康を得るためにいただくのです

いま、この食事をいただくのは、己の道を成し遂げるためです…

これを知れば、禅宗では食も修行の一環であることが、よくお分かりいただけるでしょう。

さらに、禅では呼吸法も大事な修行のひとつです。坐禅を組んで静かに呼吸を整

え、自分の息を数えます（数息観）。頭の上に鴨の卵ぐらいの軟らかい酥《そ》（＝バターのような乳製品）が乗っていると想像し、これが溶けて体の中から外へ滲み出して行くことをイメージします。これが、白隠禅師が教えた「軟酥の法」で、自然治癒力を高めると言われます。

呼吸法を学び、和讃や観音経を唱えることで体はリラックスし、活力を取り戻すことができるのです。

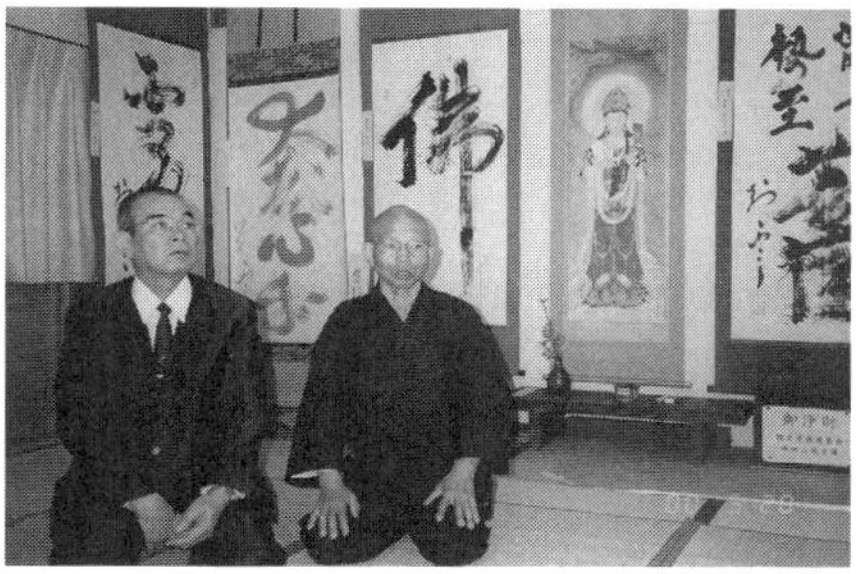
山岸老師と著者

◎がんに「感謝」

そしてもう一人、「決断力」の大切さを、身をもって教えていただいた師がいます。

企業人のための特別研修に参加して指導を受けた、豊村研究所所長の豊村茂平氏です。「自分が変われば、世界が変わる」という新しい価値観への「目覚め」でした。

スパルタ式の研修で、何事もうまくいかないのは周囲のせいにしてきた自分の根性を叩き直され、人生観を覆された思いでした。

しかし何よりも、私の生き方、考え方を根本から変えてくれた、最大にして最高の「師」は、私自身が育てた病気、「がん」だったのです。

がんに罹ったことで、自分の人生を振り返り、次の世代に何を託すべきかを考えるきっかけを与えられました。これが、糖尿病みたいな病気であったら、そうは行かなかったと思います。

がんは、年間三七万人もの患者が命を落とす病ですが、ゆっくりと進行するので、自分と向き合う時間を与えてくれます。

私の場合は、自分の命を見つめることで、両親や先祖のことを思い、あらためて「感謝」の気持ちを持つことができました。そして同時に、これから先、命を繋いで行く子や孫に何を託すべきかを考えるきっかけをくれたのです。

私はいま、素直な気持ちで、がんに「ありがとう」と感謝の言葉をかけることができるのです。

第六章 ● 次世代に託す思い

（一）　食育が未来を救う

毎年、八月の終わりごろ、福岡市東区松香台にあるわたしの会社は、恒例の地蔵盆でにぎわいます。

敷地の一角にソーメン流しの竹樋をしつらえて、近所の子どもたちが冷たい夏の味覚に歓声を挙げます。福引きや子どもたちにお菓子を振る舞う「お接待」もあり、ちょっとした夏祭りの雰囲気です。

新興住宅地の一角にあるわが社の玄関には、昭和五六年に建立した「延命地蔵」があります。最近では自宅に仏壇がない子どもたちが増えましたが、この日ばかりは皆、お地蔵さんの前で神妙に手を合わせます。みんなで大きな数珠回しもして、仏様に感謝し、無病息災を祈るのです。

前章で、私を導いてくれた「人生の師」についてお話しましたが、私に地蔵盆を勧

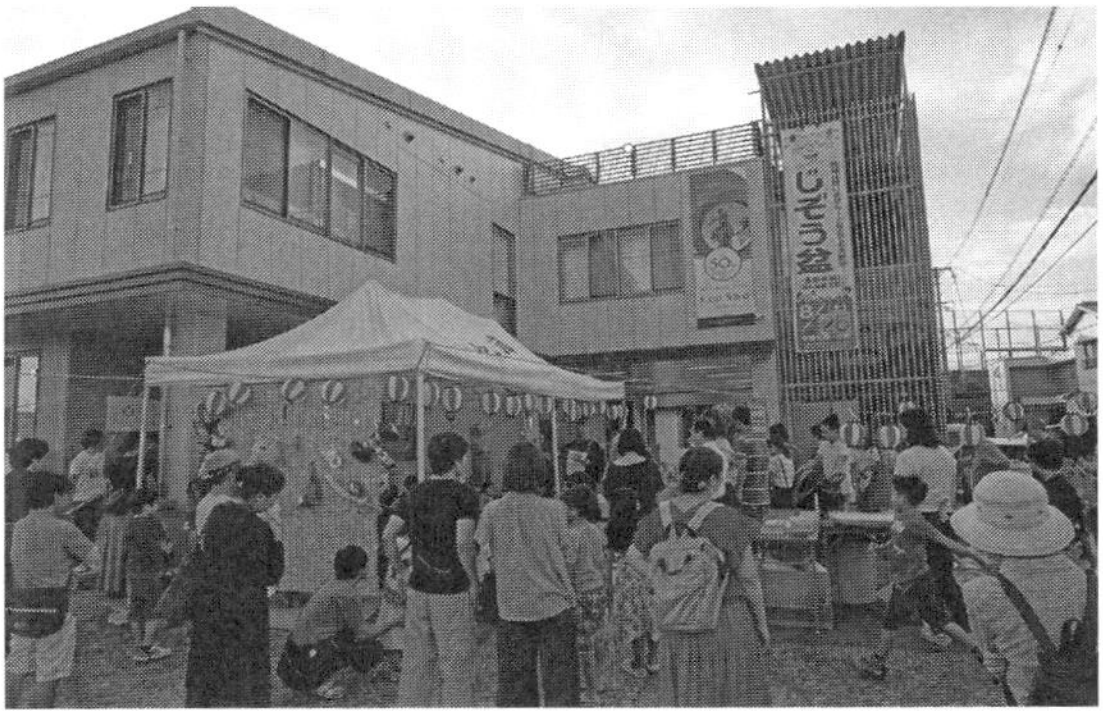

社屋玄関前で行われた地蔵盆（平成 30 年 8 月）

めてくれたのは、その中の一人。日本最古の禅寺である臨済宗妙心寺派「聖福寺」の先代住職、山岸善来老師でした。

山岸老師は平成八（一九九六）年一一月、日本通で知られるフランスのシラク大統領が、たっての希望で同寺を訪問した際、境内を案内し「禅の根本理念は空《くう》である」と説いた高僧としても知られています。

私と山岸老師との出会いは、昭和五一（一九七六）年ごろであったと記憶していますが、友人に誘われて坐禅会に出始めたのがきっかけです。

創業して八年ぐらい経ったころで、会社の業績は伸び、従業員も三〇人を超えていました。ところが、自分の心の中はこれから先の不安でいっぱい。オーナーは、いつも孤独なのです。しかし聖福寺で参禅し、雲水のみなさんとともに麦飯に一汁一菜の入山体験を重ねるうち、自分の奢りと贅沢な生活を顧み、ものの見方も変わって行きました。

◎地蔵盆に込めた祈り

山岸老師は、たびたび私の自宅も訪ねて来られましたが、ある日「地蔵盆のお祭りをしてはどうか」と勧めてくれました。

私の会社がある地域は、鎌倉時代の昔から、たびたび古戦場になったところだそうです。一三世紀には元寇の国難が押し寄せ、博多湾沿岸一帯で元軍を迎え撃つ戦いが展開されました。一四世紀には、近くの多々良川沿岸地帯の浜辺で、九州に逃れた足利尊氏と肥後の菊地一族との決戦が行われたのです。

これらの戦いで命を落とした武者たちの霊を慰める意味も込めて、会社の玄関前に「延命地蔵」を建てました。延命地蔵尊には、新しく生まれた子を守り、その寿命を延ばすというご加護もあります。

泉下に眠る先祖の霊を慰め、明日の日本を担う地域の子どもたちの安寧を祈る——。そんな願いを込めて、山岸老師と本場・京都の地蔵盆を訪ね歩き、わが社の夏の風物詩が誕生したのです。

山岸老師は、「人は、右に行くべきか左に行くか、常に迷いがあるが、そのときに導いてくれるのが道の辻々にあるお地蔵様である」と教えてくれました。

そして、「一瞬一瞬、そのときどきに、あれこれと思い悩み考えるのは意味がない。命がすべてである」とも——。禅に根ざすスケールの大きな教えは、私が長い食養の活動で体得してきた「命を育む」「命をいただく」という理念と、どこか根っこのところで繋がっていると思うのです。

◎少子化時代の子どもたち

日本が人口減少社会に突入し、二〇四〇年の超高齢化のピークに向かって突き進んでいることは、既に第一章で詳しくお話しました。

働き手の世代が現在より一七〇〇万人以上も減り、全人口の四割近くが高齢者になる時代が、もうそこまで来ています。

人生一〇〇年時代を見据えて、高齢者は行政や社会保障制度に頼りっきりという生活を改め、自分で生きがいを追求し、「健康長寿」を全うする「自立の道」を迫られることになるでしょう。

と同時に、少子化社会を生きる現代の子どもたちにも、人類が未だ経験したことのない「ハイパー高齢社会」を支えていく強靭な精神と肉体が、否応なく求められることになると思うのです。

私たちが今、次の時代を託す子どもたちにしてあげられる大事なこと――。それは、食育を通して子どもたちが健全な体と精神を育むためのお手伝いをすることだと思います。

生活習慣病の低年齢化、生きる意欲の喪失、集団によるいじめや「いじめ自殺」の多発など、子どもたちの体と心の健康を蝕んでいる問題には、実に根が深いものがあります。

そして、終戦直後の窮乏生活の時代でもないのに、巷には三度三度の食事さえまともに与えられていない子どもたちがあふれているのが、三〇年目を迎えた「平成の時代」の冷酷な現実です。

この子どもたちを救うために、近年、全国でボランティアによる「子ども食堂」の運動が広がってきました。そして学校や地域では、「弁当の日」や「玄米給食」、農業体験学習など、さまざまな食育の実践的取り組みが展開されています。

食育を通して、子どもたちが「命をいただく」意味を理解し、命の尊さを学ぶこと――。それはまさに、延命地蔵に託

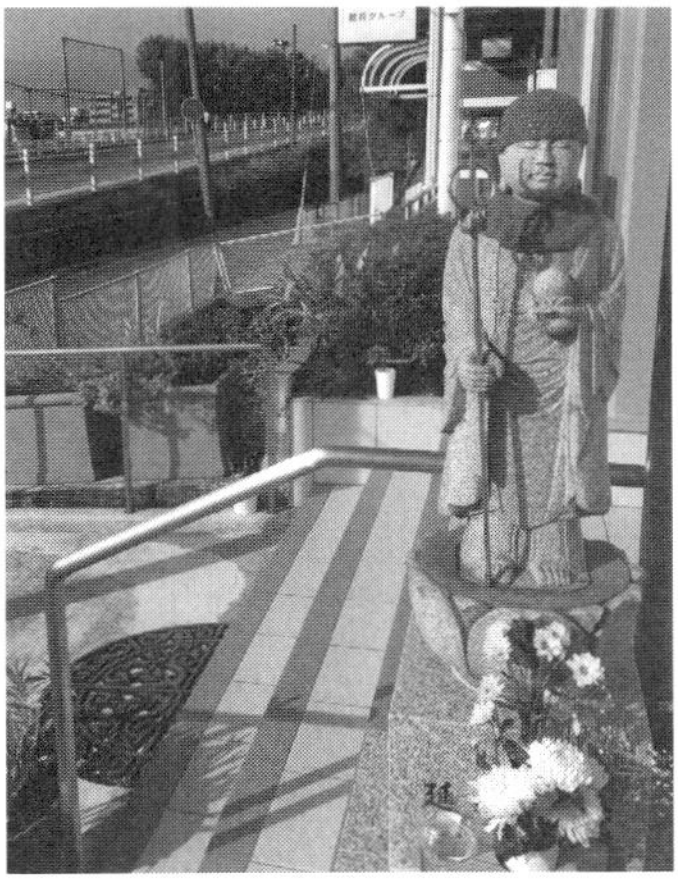

社屋の玄関前に立つ延命地蔵尊
（昭和56年建立）

された、多くの親たちの願いそのものだと思うのです。

子ども食堂　地域住民や自治体などが中心になって、子どもたちに無償または低料金で食事を提供する運動。二〇一二年ごろに東京都大田区から始まったと言われる。満足にご飯が食べられない子どもたちが増えている背景には、非正規労働者の増大やそれに伴う相対的貧困層の拡大、一人親世帯の増加など、さまざまな社会的要因が指摘されている。これらの問題を根本から解決するのは難しいが、子ども食堂は「目の前にいる食事ができない子どもたちに、温かくおいしいご飯を提供しよう」という緊急避難的なボランティア精神で始まった。全国の子ども食堂の運営者らでつくる「子ども食堂安心・安全向上委員会」によると、子ども食堂は全国で二二八六カ所、九州七県では二一一カ所にまで広がっている（平成三〇年四月四日付、西日本新聞）。

弁当の日　平成一三（二〇〇一）年に、香川県の滝宮小学校で当時の竹下和男校長が始めた食育の実践活動。子どもたちが自分で弁当を作って学校に持ってくるという取り組みで、献立や食材の買い出し、調理、弁当箱の盛り付けや後片付けまで、すべて子ども自身が行う。

この活動を通して、子どもたちは感謝の心を知り、失敗からも学んで生きる力を身につけることができる。また、親たちも子どもを見守ることの大切さを知り、子どもの成長を通して子育ての喜びを実感できる。弁当作りを通して親子の会話も弾み、家庭の団らんに笑顔があふれるようになる――などの成果が報告され、食育活動の「決め手」の一つとして全国に広まった。運動を推進している団体の集計によると、平成三〇年七月現在、実践校は全国で約一九〇〇校、九州地区では一〇〇〇校以上にのぼっているという。

（二）五〇年目の企業理念

さて、食育が日本の子どもたちの未来を拓く大きな役割について見てきたところで、話をわが社の未来に移しましょう。

還暦を過ぎたころから、私は自分の後継者をどうするか、次の世代に何を託すか——という重い課題に直面していました。企業経営者であれば、いずれは後進に道を譲る日が訪れ、この問題に真正面から向き合うことになります。

しかし、私の場合は、そのきっかけが突然やってきました。次世代のことを強く意識させたのは、私の体の中で増殖していたがん細胞です。

前章で、がんは自分の生活習慣を振り返り、健康に対する考え方を根本から変える機会を与えてくれる「ありがたい病気」だとお話しました。と同時に、この病気は、生と死の問題に立ち向かうことを通して一旦立ち止まり、余生をどう生きるかを考える時間的余裕を与えてくれます。

私が常々「病気は人生を顧みる絶好のチャンスだ」と言ってきたのは、そういう意味です。

ただ、どんな病気でも良いというわけではありません。発症後、あっという間に命を落としてしまうような急性の心臓疾患やクモ膜下出血などの脳障害の場合、そういう時間的余裕がありません。逆に糖尿病などの生活習慣病は、極めて長い闘病生活になるため、切迫感が薄れてしまうかも知れません。

その点、「余命数カ月」などという衝撃の宣告を受けたあと、ゆっくりと進行していくがんであれば、覚悟を定めて残りの人生を全うしようという意志が働きます。そういう意味で「がんに感謝！」なのです。

◎後継者を誰に？

かつて、がんが「死病」とされていたころは、医師も本人には告知せず、家族だけ

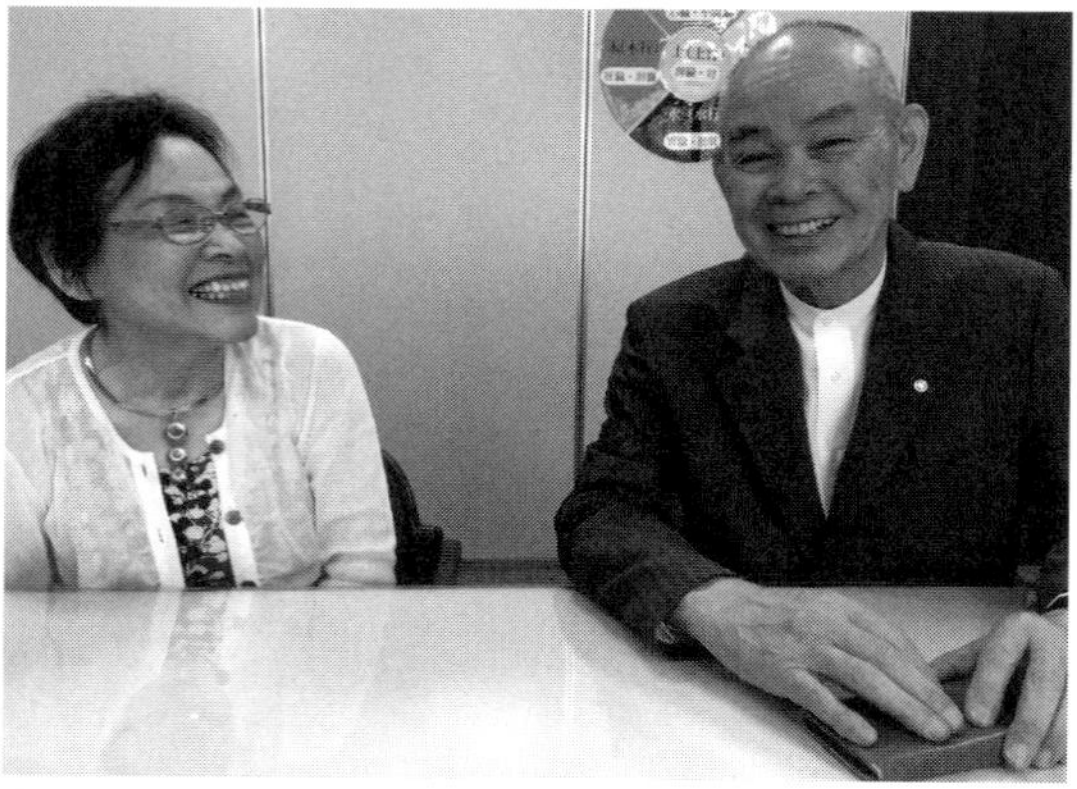
夫婦で、会社と家族の将来について語り合う著者（右）

が患者本人の知らないところで毎日泣き暮らすというTVドラマのシーンがよくありました。しかし、今では患者本人と家族がこの病気と向き合い、闘病生活をどう進めていくか、残りの人生をどう意義あるものにするかを、率直に話し合うのが通例です。

私の場合も、家族が一緒になって、会社の将来をどうするか、がんとどう向き合っていくかを真剣に話し合いました。

こういうときに、一番の支えになるのはやはり夫婦の強い絆です。そして、家族や社員が力を合わせてバックアップしてくれたおかげで、今の私があるのです。

会社の後継者について、導き出された答えは、三人の娘の中の次女・雅子（専務取締役）に次代を託すということでした。夫君の了解を得て、次女が箕浦姓を名乗り、家を継いで行くということです。

がんに罹ったおかげで、私が元気なうちに後継者が決まり、懸案の社屋の建て替えも実現して、会社と家族の未来を見通すことができました。私は今、素直な気持ちで、がんに「ありがとう」とお礼を言いたい気持ちなのです。

◎グループ力を活かして

そうこうするうちに、会社の創業五〇周年（平成三〇年）が迫ってきました。

社内では、これを機会に「企業理念」を策定しようということになり、雅子専務が中心になって、作業を進めました。

そして、出来上がった「健将グループ」三社の企業理念は、以下のようなものです。

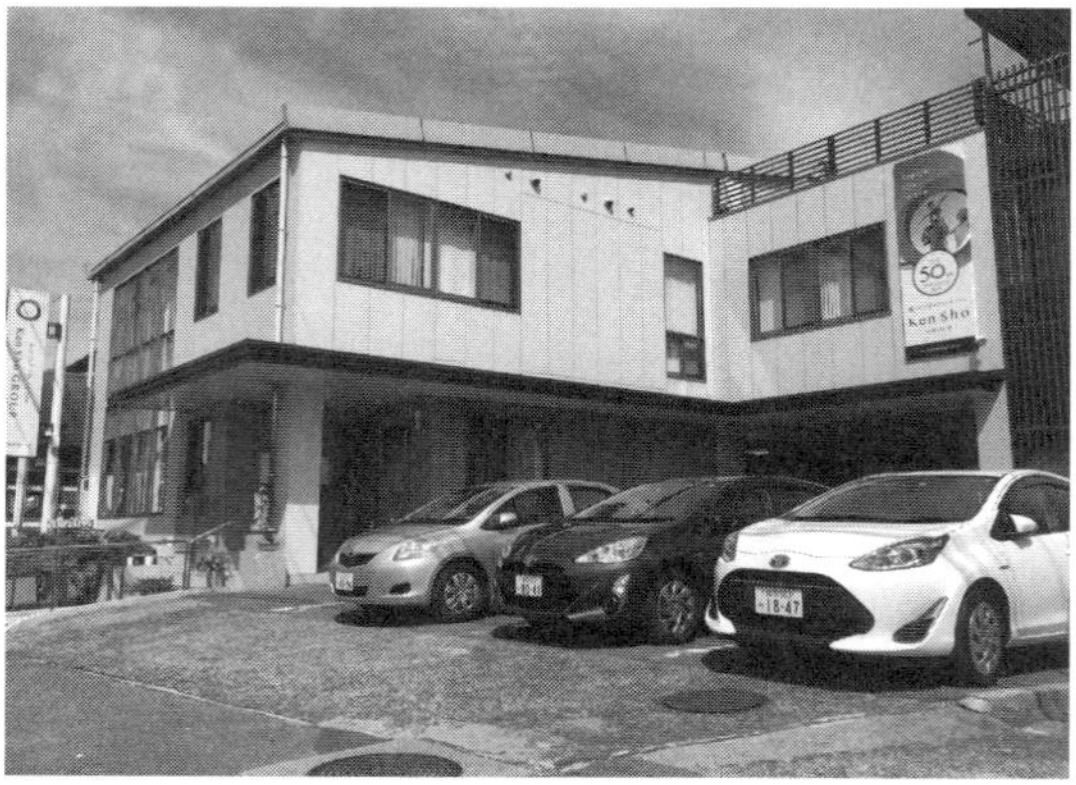

健将グループの現社屋（福岡市東区松香台）

まず、「私たち健将グループは、常にお客さまの幸せのために『自ら率先して物事に当たる』自立的な企業集団です」と宣言。「健やかな将来を共に見つめる」というスローガンを掲げ、「自立した真の健康を目指すあなたの将来を共に見つめるサポーター企業」であることを打ち出しています。

自分の健康は、一義的には自分自身が生み出すものという「自立」の思想が背景にあります。「すべての人の喜びを自分の喜びとする」ために、お客さまのパートナーとなり、支えて行きますという企業の基本姿勢を明確にしたのです。

そして次に、「グループならではの総合力を活かして社会の『健康寿命延伸』を実現します」という誓いを掲げています。

健将グループは、医療用医薬品卸売・健康食品企画製造販売の株式会社「健将」、健康食品・自然食品通信販売の株式会社「健将ライフ」、調剤薬局と化粧品製造販売の株式会社「日輪光《ひわこう》」の三社で構成しています。

個性豊かなこれら三社の総合力を発揮して、皆さんの健康づくりのお手伝いをしようということです。

この本の第一章でお話したように、日本の社会はこれから先、超高齢化と少子化の急速な進行で、二〇二〇年問題、二〇二五年問題、二〇四〇年問題（いずれも第一章参照）と、矢継ぎ早に難問・難題に直面して行きます。国家財政が逼迫する中で働き手世代が激減し、社会保障費が天井知らずの膨張を続ければ、日本の社会はいずれ破綻してしまうでしょう。これはまさに、「国難」と言っても過言ではありません。

と同時に、「人生一〇〇年時代」が現実化しつつある今、特に高齢者は「健康寿命」

をいかに延ばし、生き生きと満ち足りた老後を過ごすことができるか、という命題に直面しています。「健康寿命を延ばす」ということは「人生一〇〇年」を生きるための必須課題であると同時に、日本の未来を切り拓くための重要なキーワードなのです。

健将グループはその総力を挙げて、国家と国民の将来のために、お役に立ちたいと願っています。

（三） 三つの「命題」を掲げ

さらに、以上のような企業理念を具現化するために、私たち自身に①ミッション（企業使命＝私たちの『果たすべき使命』とは？）、②バリュー（存在価値＝私たちの『世の中に示す存在価値』とは？）、③ビジョン（あるべき姿＝私たちの「目指するべき姿」とは？）という三つの命題を問いかけ、進むべき方向性を明確にしました。

　このうち、「ミッション」では、誰もが自らの意思で医療を選択・活用し、「自立した健康＝真の健康」を全うできるよう、「食養を基盤とした養生法を啓発、元気で明るい未来づくりを応援します」と宣言しました。

　病気の治療に薬は必要ですが、薬だけでは健康は維持できません。人間が本来持っている自然治癒力を発揮するためには、食事の改善、食養を中心として体の根本を立て直すことが大事。それが、薬の販売と健康食品の製造・販売を通して到達した、私たちの結論の一つなのです。

　さらに「バリュー」では、「新たな医療文化『節薬』を創造する」という課題に、私たちの企業の存在価値を見出しました。

　医療の根本は、ヒトが本来持っている「自然の回復力を後押しすること」というのが、私たちの基本理念です。「過剰でも不足でもない、ほどよい薬の活用、節度ある薬の利用（節薬）」で、健康長寿社会を下支えし、新たな「医療文化」を創造して行くことが私たちの役割であると考えました。

そして最後の「ビジョン」では、「健やかな人生のサポート企業であり続ける」という私たちの将来像を描いてみたのです。

「いつまでも健康でありたい」と願う心は、万人共通のものです。私たちが創業以来積み重ねてきた知見に基づき、確かな品質で「真の健康」を後押しする優れた製品とサービスを提供し、信頼され必要とされる企業であり続けたい――そんな願いが、この企業ビジョンに込められています。

◎社会問題化する多剤併用

三つの命題のうち、「バリュー」に掲げた「節薬の医療文化」創造の重要性について、もう少し詳しく見ておきましょう。

平成三〇（二〇一八）年七月一八日付けの新聞に、こんな記事が載っていました。

薬もらいすぎご注意　協会けんぽ福岡調査「7種以上」3％　禁忌薬併用や重複

例も　お薬手帳で対策を　（西日本新聞）

この記事は、全国健康保険協会（協会けんぽ）福岡支部が、六六万人分のレセプト（診療報酬明細書）の分析調査を行ったところ、全体の三%、高齢者では七・八%が七種類以上の薬を処方されているという「多剤併用」の実態が明らかになったという内容です。

記事はさらに、飲み合わせによって良くない影響が出る相互作用が全体の三六・四%、同じ薬を処方する重複投薬は五・八%、併用すると症状悪化や重篤な副作用がある禁忌薬併用も二・五%あった——と続きます。

高齢者の多剤併用の害は、かなり以前から指摘されてきました。しかし、この調査結果は、比較的健康な働き手世代に対しても多剤投薬が行われている実態を明らかにしたという意味で重要です。

日本医師会は、「超高齢社会における『かかりつけ医』のための適正処方の手引き」というガイドライン（平成二九年九月）を公表しています。その内容は、「薬物有害事象と多剤併用」「多剤併用による薬物有害事象の発生リスクと基本対策」などから成り、「特に慎重な投与を要する薬物」として、具体的な薬のリスト（代表的な商品名、対象となる患者群、主な副作用・理由、推奨される使用法など）を掲げています。

医師であれば、当然これらの内容は熟知しているはずと思っておられるでしょうが、実際は膨大な薬がある中、専門外の薬についてまでを把握している医師はまれなのです。実際の医療現場では「多剤併用はタブー」とされる「禁忌薬処方」でさえ公然と行われていることを、協会けんぽ調査は物語っています。

（四） 夢は「医・薬・患」の連携

私たち健将グループが、企業理念の柱の一つに「節薬の医療文化創造」を掲げた理由の一端が、これでご理解いただけたでしょうか。

医療現場の先生たちは、患者さんを診断した結果、あらゆる病気の可能性を想定して薬を処方します。それは医師としては、いわば当然の措置なのですが、患者さんの中には二つ、三つと他の病気を抱え、複数の医療機関にかかっている人も結構います。

また、家庭ではドラッグストアで買った薬を飲み、なおかつ病院で貰った複数の薬を併用しているという人もいるでしょう。

そういうことが複合的に積み重なると、飲み合わせで良くない影響が出たり、タブーとされる「禁忌薬併用」が起こったりということにもなりかねません。

このような事態を招かないために、私たち健将グループにできることはないか——。そう考え抜いた末に掲げたのが、企業理念の中の「節薬」の思想なのです。

◎責任ある企業として

一九八〇年代ごろに、ＣＩ（コーポレート・アイデンティティー）という言葉がもてはやされた時代がありました。これは経営戦略論の中から出てきた考え方です。社章や看板、ロゴ、社屋などを一新し、新しい企業イメージなどを打ち出してマーケティングや広告・宣伝に活用するというブランド力アップの性格が強いものでした。

これと同じく、経営戦略重視の観点に立てば、薬屋が企業理念に「節薬」を掲げて「できるだけ薬を使わないでください」と主張するのは、まったく矛盾しています。薬屋なのに「病気は薬だけでは治りません」と断言して、患者さんに食事を根本から見直す「食養」を勧めるというのも、企業経営としてはおかしなやり方だと思われることでしょう。

でも、私たちは敢えてそのような企業理念を掲げました。それが、創業以来半世紀、営々と積み重ねてきた私どもの企業活動の蓄積の結果であり、健康づくりに責任を持つ企業としての結論だったからです。

◎ホームドクターの勧め

こうして、私が何を次世代に託すべきかと考えてきたことが、はっきりした形となって現れてきました。それは、創業五〇周年までの道のりで、社員が一丸となって築き上げてきた私たちなりの「企業文化」の結実と言っても良いかも知れません。

そして私は、その先に自分なりの夢を描いています。

私たちが、病気と健康の問題で医師と患者さんをつなぐ橋渡し役になれないだろうか、また患者さん同士が医療と健康に関するさまざまな情報を交換し合うネットワークづくりのお役に立てないか——ということです。

私は「健康長寿」で余生を全うするためには、まず信頼できるホームドクターを探しなさいとお勧めします。

私たちは、病気になると「大病院の専門医」志向からなかなか抜け出せません。確かに、大きな病院では、先端技術や最新の薬などによる高度な医療を受けられるメリットがあります。しかし、そこで行われることは、ほぼ一〇〇%、病院と医師側が供給するものに頼り切った医療です。

これに対し、信頼できる身近な「かかりつけ医」は、患者さんの生活環境や日頃の習慣にまで分け入って、病気の原因や改めるべき生活のポイントなどについて、丁寧に相談に乗ってくれることでしょう。

かかりつけ医の選び方　「かかりつけ医」は、患者の身近にいる医療の専門家で、いつでも病気の相談を受け、丁寧かつ正確に病状を説明し、必要な場合にはふさわしい医療機関を紹介するなどの役割を担う。公益社団法人・東京都医師会はホームページで、かかりつけ医を選ぶ際の基準として「日頃から健康管理や教育を行ってくれる」「生活習慣から起こる病気の場合は、ライフスタイル改善まで指導してくれる」「在宅で闘病している場合は訪問診療をしてくれる」「病状に応じて専門医、医療機関に情報を送り、紹介してくれる」などの条件を挙げている。

◎かかりつけ薬剤師も力に

これに加えて、あなたが有能な「かかりつけ薬剤師」に出会うことができれば、もはや鬼に金棒です。

その薬剤師は、日頃からあなたが飲んでいる薬をチェックし、複数の医療機関から多剤投薬を受けている場合は、飲み合わせや禁忌処方の危険性などについて警告してくれるでしょう。

場合によっては、複数の医療機関の医師にコンタクトを取り、処方を調整して減薬できるよう、仲介役を果たしてくれるかも知れません。

さいわい、私たちの企業グループは、医療用医薬品の卸売業で医療現場とつながっており、グループには「節薬」の理念を実践する薬剤師がそろっています。そして、医薬品だけに偏らない食養による健康づくりのお手伝いもできます。

そんな立ち位置にいる私たちは、「人生一〇〇年時代」の健康長寿社会を実現するために、もっともっと色んな取り組みができるのではないか――。

創業五〇周年の節目を迎えて、私はそんな夢をふくらませているのです。

むすびにかえて

子どものころに描いていた二一世紀のイメージは、高度に発達した科学技術で夢のような未来都市や「超便利」な暮らしが実現し、人類は苦しみや貧困からも解放されているというバラ色の世界でした。

この本を手に取ってくださった読者の多くは、私とあまり変わらない中高年齢層の方々ではないでしょうか。そうであれば、子どものころ、少年少女雑誌などで刷り込まれた「夢の二一世紀」像を自分なりに膨らませていたはずです。

二〇世紀が世界を動乱に陥れた「戦争の世紀」であったとすれば、二一世紀は「科学技術の世紀」として人類の夢と期待を託されていたと言えるかも知れません。

新しいミレニアムの幕明けから、既に一八年――。ＡＩ（人工知能）の本格的な登場に代表される高度なテクノロジーの進展は、まさに人間の文明を根底から変えつつあるかのように見えます。

そして、家庭にまで進出し始めたロボットや、ブラウン管を淘汰してしまった薄型・壁掛けテレビ、自動運転カーやドローンの登場など、私たちの暮らしの隅々にも先端テクノロジーの恩恵が広がっています。

中でも、最も大きく変わったのが「情報生活」でしょう。二〇世紀の終わりごろ、インターネットという言葉が「流行語大賞」に顔を出して以降、「高度情報社会・ニッポン」は二〇年足らずの間に劇的な転換と発展を遂げました。

昭和三〇～四〇年代のころ、電話器がようやく「家庭に一台」の時代に入りつつありました。電電公社に申し込んで何カ月も待たされた挙げ句、ようやくわが家に電話がついた日の感激を、覚えておいでの方も多いことでしょう。

ところが今や、電話は「一人に一台」が当たり前。複数の携帯電話を使いこなしている人も珍しくはありません。しかも、それはスマートフォン（スマホ）と呼ばれて、通話だけでなく電子メールの受発信やインターネットによる情報検索、「お財布」機能までをも備えています。

かつて、朝の通勤電車は新聞を読むサラリーマンで溢れていましたが、今はみんな下を向いて黙々とスマホをいじっています。

その手のひらに乗る端末は、世界とつながり、電車の中から地球全体に情報発信することさえ可能になりました。これはまさに、グーテンベルク以来の人類史を塗り替える情報革命であり、メディア革命です。

例えば、私たちの体や健康に関する情報も、指先一つのタッチ操作で、瞬時に、かつ大量に入手することができます。

その反面、情報量が膨大過ぎて、どう取捨選択すれば良いか、どれが正しいのか、困惑してしまうことも度々あります。

さらに、情報を入手する手段を持っている人とそうでない人、多くの情報を活用できる人とできない人の間に、「情報格差」(デジタル・デバイド)も生まれています。

「情報洪水」の中を、流れに押し流されずに生きていくためには、メディアを読み解く力を身につけ、自分の考えをしっかり持っておくという姿勢が欠かせません。それは、巷にあふれる「健康情報」に惑わされがちな高齢者にとっても、大切な心構えなのです。

◇　◇

では、私たちが住む地域社会や、社会の最小単位である家族の姿は、世紀の代わり目でどう変化してきたでしょうか。

戦後、高度成長を達成した日本が、急速な成熟化を経て人口減少社会に突入し、二〇四〇年に想定される超高齢社会のピークに向かって突き進んでいることは、第一章で詳しく見てきました。

その様相は、残念ながら、私たちが子どものころに描いていた「バラ色の未来」とはかなり違っているように見えます。

全国的に見れば「人・モノ・金」の東京一極集中が加速し、地方でも中枢都市への一極集中が進んだ結果、農山村や離島では生活機能を失った「限界集落」が多発しています。「二〇四〇年までに全国約一八〇〇市町村の半数が消滅する」という民間シンクタンクのリポートが、大きな衝撃を与えたことも第一章でお話したとおりです。

ここで、みなさんの体を日本列島にたとえて想像してみていただきたいのです。心臓や脳など生体機能の中枢部はとても元気――。というよりも、血液や栄養が過度に集中し過ぎて肥大気味。一方、体を支える骨格や末端の手足は、細胞が壊死状態に……。そんな姿は、人間の体ではとても「健康」とは言えません。

この本を締めくくるに当たり、私は読者の皆さんに「近未来の自分の暮らしを想像する力を大いに養って、人生一〇〇年時代を乗り切ってください」と申し上げたいのです。

将来を見通しにくい時代を生き抜くために、最も頼りとすべきは「自立した自分」の存在です。特に行政の力や財政をアテにできないこれからの社会では、「自分の健康は自分の責任で守る」ことが、超高齢時代の生き方のスタンダードになって行くことでしょう。

私たち健将グループは、地域の方々のおかげで創業五〇周年という歴史の節目を迎えることができました。

そして「次なる五〇年」に向かって、「節薬」の医療文化の創造や食養を基盤とする養生法の普及・啓発などの「企業理念」を掲げて歩み始めました。

五〇年間の経験と蓄積をもとに、真の「健康長寿社会」の実現に力を尽くし、自立した健康づくりを目指す皆さんのお手伝いをしたい——。そんな決意と願いを込めて、この本を世に送り出した次第です。

◇　◇

最後にこの場をお借りして、今日まで私を支えてくれた妻・愛子と家族一同、そして従業員の皆さんに、深く感謝したいと思います。また、短期間でこの本の刊行を実現していただいた梓書院の豊田滋通氏はじめスタッフの皆さまにも、あらためて御礼を申し上げます。

平成三〇年九月　　　　著者

箕浦将昭（みのうら・まさあき）　プロフィール

【昭　和】

20(1945)年1月1日	広島県山県郡北広島町に生まれる
43(1968)年2月	医療用医薬品卸売を福岡市にて創業
49(1974)年4月	株式会社「健将」設立、代表取締役に就任、現在に至る 医療用医薬品卸売、健康食品企画製造販売、資本金2,200万円
52(1977)年6月	株式会社「健将ライフ」設立、代表取締役に就任、現在に至る 健康食品通信販売、資本金1,000万円
53(1978)年4月	福岡青年会議所に入会（～昭和60年“卒業”）
57(1982)年1月	日本青年会議所九州地区福岡ブロック協議会　広報委員会議長
年5月	ミネラル・微量元素補給を目的として、厳選したこだわりのアルファルファ製剤を販売開始
58(1983)年6月	安藤孫衛医師グループと自然食普及活動に参加
61(1986)年3月	「はかた南無の会」発足、総務担当

【平　成】

元(1989)年4月	福岡県医薬品直販協会発足に係わる (現 福岡県ジェネリック医薬品販社協会)
04(1991)年4月	日本総合医学界第1回九州大会開催（第5回まで開催）
07(1995)年1月	農薬不使用赤米玄米の黒焼き「活茶」製造、販売開始
09(1997)年6月	株式会社「日輪光」(瑠璃薬局）設立、取締役会長就任、現在に至る、調剤薬局・化粧品製造及び製造販売、資本金1,000万円
10(1998)年3月	納豆菌製剤を製品化、販売開始
13(2001)年1月	元気満まん堂グランドオープン、「おなかいきいき健康法」の普及活動を本格化
14(2002)年6月	福岡市東倫理法人会に入会
17(2005)年10月	福岡県知事表彰 薬事関係業務受賞
22(2010)年4月	日本総合医学会、副理事長就任
25(2013)年9月	福岡県倫理法人会　後継者倫理塾　初代塾長を拝命
26(2014)年1月	一般社団法人　倫理研究所　倫理経営インストラクターを拝命
28(2016)年10月	「ドクター食養サプリ」・「体の基礎を整えるメンテナンスシリーズ」を販売開始
30(2018)年10月	創業50周年を迎える

人生《じんせい》100年《ねん》！ 食養《しょくよう》と節薬《せつやく》で健康長寿《けんこうちょうじゅ》

2018年11月15日　第1刷発行

著　者　箕浦將昭
発行者　田村志朗
発行所　㈱梓書院
〒812-0044　福岡市博多区千代3-2-1
Tel 092-643-7075 ／ Fax 092-643-7095

印刷　青雲印刷　／　製本　篠原製本

ISBN978-4-87035-635-1